AF537504

DAS PRAXISNAHE SURVIVAL BUCH

Die ultimativen Bushcraft- und Überlebenstechniken der Survivalexperten – Wie Sie sich auf jede Not- und Extremsituation bestens vorbereiten und diese souverän meistern

INHALT

Was Sie in diesem Buch erwartet

Wir leben in einer Zeit, in der wir uns keine Gedanken um unser Überleben machen müssen. Wir können uns unseren Beruf aussuchen, unsere Kinder können in den Kindergarten und in die Schule gehen. Wir können jeden Tag das Gleiche machen oder jeden Tag etwas Neues erleben. Wir leben in einer sicheren Umgebung, müssen keinen Krieg fürchten, haben genug Geld für Kleidung und Lebensmittel und leisten uns zwei- bis dreimal Urlaub im Jahr. Wir können hingehen, wo auch immer wir gerne gehen möchten. Wir sind frei. Wir haben das Privileg, jeden Tag in den nächsten Supermarkt fahren zu können und vor der allgemein bekannten Qual der Wahl zu stehen, was es denn zum Abendessen geben wird. Wir haben das Glück, ein Dach über dem Kopf und fließendes Wasser zu besitzen. Wir können uns materielle Wünsche erfüllen, indem wir ins Internet gehen und innerhalb von zwei Minuten etwas bestellen, das wir gar nicht brauchen und dank VIP-Status noch am nächsten Tag geliefert wird.

Während unsere Vorfahren jeden Tag aufs Neue einen Kampf ums Überleben führten, führen wir heute einen Kampf mit der Waage und den überschüssigen Pfunden. Für uns ist es selbstverständlich, dass alles, was wir brauchen oder glauben zu brauchen, jederzeit verfügbar ist. Das merken wir schon daran, wie ungehalten so mancher Kunde über nicht vorhandene Waren reagiert. Unsere Grundbedürfnisse werden jederzeit gestillt, ohne dass wir groß darüber nachdenken müssen, woher denn die Ressourcen dafür stammen. Wir sind verwöhnt durch schnelle Lieferzeiten und langen Öffnungszeiten von Geschäften. Doch hinter der ständigen Verfügbarkeit verbirgt sich ein großes Netz aus Arbeitskräften, logistischen Meisterleistungen und ausgearbeiteten Lieferketten. Es handelt sich um ein eingependeltes System, welches bei einer massiven

Störung nicht mehr funktionieren kann und nicht mehr funktionieren wird. Eine massive Störung, auf die wir keinerlei Einfluss haben und an der wir nichts wirklich ändern können. Ein plötzlicher Wintereinbruch, ein lang andauernder Stromausfall oder eine weltweite Pandemie sind nur ein paar Beispiele, die das öffentliche Leben massiv beeinträchtigen und für immer verändern können.

In dieser empfindlichen Kette sind die Verbraucher das letzte Glied. Sie wissen nicht um den großen Aufwand von der Bestellung über die Produktion bis hin zur zeitlich abgestimmten Lieferung eines Artikels und verunsichern, wenn die Regale im Supermarkt einmal nicht bis zur letzten Kante gefüllt sind. Die Verbraucher, also wir, wissen die Vielzahl an Lebensmitteln nicht mehr zu schätzen und wir wissen nicht mehr, wie wir Lebensmittel außerhalb eines Supermarktes beschaffen können.

In diesem Buch werden wir auf die häufigsten Katastrophen der heutigen Zeit eingehen und welche Folgen sie für uns haben. Wir werden über wichtige Aspekte der menschlichen Bedürfnisse sprechen und wie diese befriedigt werden können. Wir werden darauf vorbereiten, was in einer Ausnahmesituation zu tun ist und welche Maßnahmen Sie ergreifen können, um möglichst gut vorbereitet zu sein. Sie werden außerdem lernen, wie Sie sich in der Natur zurechtfinden können, sollten Sie sich einmal verlaufen haben.

Wir müssen nun wieder lernen, wie wir sicher durch eine Krise kommen. Der elementare Schlüssel heißt Vorbereitung. Vorbereitung ist die einzige Möglichkeit, sich selbst die Sicherheit und das dringend benötigte Vertrauen in sich selbst zu schenken, welches in der Not absolut wichtig für das Überleben ist. Der menschliche Körper ist unglaublich belastbar. Er ist dafür gemacht, Strapazen nicht nur auszuhalten, sondern zu überstehen. Der Hormonhaushalt ist auf Gefahr eingestellt und setzt Mechanismen in Gang, die das Überleben sichern. Der kräftigste Körper ist jedoch wirkungslos, wenn wir nicht davon überzeugt sind, dass wir alles überstehen können. Die mentale und physische Stärke ist entscheidend dafür, wie gut wir durch schlechte Zeiten kommen. Es ist unvorstellbar, dass wir einmal in eine derartige Situation geraten könnten. Doch mehrere Vorfälle und Katastrophen in den letzten Jahren haben gezeigt, dass auch unsere moderne Gesellschaft ein sehr empfindliches und zerbrechliches System ist und wir nichts tun können, um eine Störung zu verhindern.

Die Frage ist also nicht, ob wir eine solche Katastrophe erleben werden. Sondern die Frage ist, wie gut sind wir darauf vorbereitet? Wenn die Weltwirtschaft zum Erliegen kommt, ganze Städte unter Wasser- oder Schneemassen begraben werden und die Versorgung der Gesellschaft über Notausgabestellen geregelt werden muss, dann werden Sie dankbar dafür sein, dass Sie sich vorbereitet haben.

Was soll uns schon passieren?

DIE FOLGEN EINER NATURKATASTROPHE

Im Jahr 2005 ereignete sich eine der schlimmsten Naturkatastrophen in den Vereinigten Staaten. Der Hurrikan Katrina setzte die Stadt New Orleans und die südliche Golfküste fast komplett unter Wasser. Über 1.000 Menschen starben. Die Trinkwasser- und Stromversorgung ist zusammengebrochen. Ebenso die Lebensmittelversorgung und das Mobilfunknetz. Die gesamte Stadt war von der Außenwelt abgeschnitten. Hunderttausende Menschen verloren ihr Zuhause. Die Temperaturen am Tag betrugen um die 30 °C im Schatten. Betroffene litten unter Durst und Hunger. Die sanitären Anlagen funktionierten nicht mehr. Die Menschen wurden dazu aufgefordert, ihre Notdurft in Plastikbeuteln zu verrichten. Das Risiko, an Cholera zu erkranken, war unglaublich hoch. Aus Habgier, aber zum größten Teil aus Not begannen Plünderer Schaufensterscheiben einzuschlagen. Diebesgut wurden nicht etwa Wertgegenstände, sondern Babynahrung, Windeln und was sonst noch für die Familien Mangelware war.

Nicht nur in den Vereinigten Staaten gab es sogenannte Jahrhundert-Hochwasser. In Deutschland verursachten starke Regenfälle 2002 und zuletzt 2013 extreme Hochwasser, die ganze Stadtteile und Dörfer unter Wasser setzten. Über 12.000 Soldaten waren im Einsatz, um die Bevölkerung zu unterstützen. Viele Häuser wurden zum Teil komplett unter den Wassermassen begraben, als Donau und Elbe über ihre Ufer brachen. Die Menschen bekamen im Jahr 2002 von der drohenden Katastrophe nicht viel mit, sodass ihnen weniger als eine Stunde blieb, um wichtige Dinge zusammenzusuchen und sich in Sicherheit zu bringen. Das ist nicht viel Zeit, um Kind und Kegel beisammen zu kriegen. Vor allem, wenn man sich während der Warnungen am Arbeitsplatz befand. 2013 waren die Menschen in betroffenen Gebieten besser vorbereitet, sodass mehr Zeit blieb, um sich auf die Katastrophe vorzubereiten. Verhindern konnte sie allerdings niemand. Die Folgen sind nicht nur wirtschaftlich enorm hoch. Menschen ertranken, weil sie sich nicht rechtzeitig in Sicherheit bringen konnten, ebenso Haustiere. Der gesamte Besitz wurde unter Wassermassen davongetragen oder durch Schlamm unbrauchbar gemacht. Autos wurden ebenso weggespült wie ganze Häuser. Orkanböen ließen Bäume umstürzen, die weitere Schäden anrichteten.

Stürme und Wasser reißen nicht nur Dachziegel mit sich, sondern können auch Strommasten treffen und damit die Stromversorgung für eine längere Zeit unterbrechen. Ebenso kann ein plötzlicher Wintereinbruch mit extremen Schneefällen für einen Stromausfall verantwortlich sein.

DIE FOLGEN EINES FLÄCHENDECKENDEN STROMAUSFALLS

Sie stehen morgens auf und wollen sich wie immer einen heißen Kaffee zubereiten. Sie gehen zum Waschbecken und drehen den Wasserhahn auf. Nichts passiert. Sie stellen die Kanne ab und versuchen es im Badezimmer. Auch nichts. Kein fließendes Wasser. Sie gehen zurück in die Küche, da fällt Ihnen auf, dass der Herd keine Uhrzeit mehr anzeigt. Das Kontrollieren der Lichtschalter bestätigt es. Der Strom ist weg. Sie wollen den Nachbarn anrufen, um herauszufinden, ob es dort auch keinen Strom mehr gibt. Doch das Mobilfunknetz ist längst überlastet. Erst jetzt fällt Ihnen auf, was Sie alles nicht mehr tun können. Kein Strom bedeutet keine Nachrichten über Fernsehen oder Radio. Sie können nicht duschen oder sich die Zähne putzen, weil das fließende Wasser nicht verfügbar ist. Sie können nur einmal die Spülung der Toilette betätigen. Danach fließt kein Wasser nach. Sofern Sie keinen Laptop mit vollem Akku besitzen, können Sie auch keine Bankgeschäfte erledigen.

Sie können sich weder Tee noch Kaffee oder Nudeln zum Mittag kochen. Im Gefrierfach verderben die Lebensmittel, denn sie tauen langsam auf und können auch nicht zubereitet werden. Die Lebensmittel im Kühlschrank halten sich ebenfalls nur ein paar wenige Stunden. Die Heizung ist zudem ausgefallen. Die Wäsche kann nicht gewaschen werden und die Kinder nicht gebadet. Sobald es dunkel wird, gibt es kein Licht in der Wohnung. Innerhalb von ein paar Stunden wird das Leben, wie wir es kennen, komplett auf den Kopf gestellt. Innerhalb einer Woche werden die hygienischen Zustände zu einem ernsten Gesundheitsrisiko. Die Abwasserversorgung funktioniert nicht richtig und sorgt für einen sehr unangenehmen Geruch auf den Straßen und in den Häusern. Denn die Menschen werden ihre Notdurft trotz fehlender Spülung im eigenen Badezimmer verrichten. Die Bevölkerung beginnt zu hungern, obwohl die Regierung alles versuchen wird, um die Menschen zu versorgen. Da die Tankstellen nicht mehr Kraftstoff pumpen können, werden auch Transporte mit wichtigen Waren und Konsumgütern nicht mehr uneingeschränkt möglich sein. Menschen, die von medizinischen Geräten abhängig sind, können mit Notstrom nur über eine gewisse Zeitspanne versorgt werden. Alte und Kranke brauchen zusätzliche Versorgung, die nicht mehr gewährleistet werden kann. Sie leiden als Erste unter den Folgen eines flächendeckenden Stromausfalls.

Wir können an den Supermarktkassen nicht mehr mit der Kreditkarte bezahlen und Bargeld liegt schon lange nicht mehr im Portemonnaie. Es kann kein Geld beschafft werden, da die Bankautomaten ebenfalls nur mit Strom funktionieren. So werden die Lebensmittel knapp. Zur Arbeit gelangen Sie mangels Kraftstoffes oder liegen gebliebenen öffentlichen Verkehrsmitteln auch nicht mehr. Sie erhalten kein Geld, das Sie aber so dringend für Ihre Familie brauchen. Unser gesamtes Leben ist abhängig von etwas, das wir unter normalen Umständen nicht mal sehen können. Und doch manövriert uns das Fehlen von Strom in eine nicht enden wollende Abwärtsspirale.

DIE FOLGEN EINER WELTWEITEN PANDEMIE

Als im Dezember 2019 die ersten Menschen in der Provinz Wuhan in China an Sars-CoV-2 erkrankten, konnte noch keiner ahnen, dass sich nur wenige Monate später über eine Million Menschen weltweit mit dem sogenannten Corona-Virus anstecken würden. Die einer Grippe ähnelnden Krankheit fielen viele Menschen zum Opfer. Nicht nur alte und vorerkrankte Menschen verstarben, sondern auch jüngere und vorher kerngesunde Menschen gehörten zu den über 100.000 Todesopfern, die dem neuartigen Virus erlagen. Die Krankheit breitete sich mit einem rasenden Tempo aus. Die Bevölkerung in Deutschland erkannte erst, wie schlimm es wirklich war, als die Aktienmärkte nach zehn Jahren konstanten Wachstums plötzlich weltweit einbrachen und dies zu einem Absturz der Kurse führte, der die Finanzkrise 1929 zu übertreffen schien. Während ein Teil der Bevölkerung in Panik verfiel und zu hamstern begann, ignorierte der andere Teil der Bevölkerung die Warnungen der Regierung und medizinischen Experten. Die Menschen kauften Konservendosen, Nudeln, Mehl und vor allem Toilettenpapier, sodass innerhalb kürzester Zeit keine Waren mehr zur Verfügung standen. Sie spürten den Verlust der Kontrolle und machten das, was ihnen als Erstes einfiel. Im Falle des Falles genug Nahrung und Toilettenpapier zu haben.

Letztlich blieb den Regierungen weltweit keine andere Wahl und sie ordneten Ausgangssperren und Kontaktverbote an. Die Menschen wurden dazu aufgefordert, in ihren Häusern zu bleiben. Restaurants, Bars, Kinos, Elektronikfachgeschäfte, alles wurde geschlossen, um die weitere Ausbreitung des Virus zu verhindern. Kindergärten und Schulen wurden ebenfalls geschlossen. Das öffentliche Leben stand so gut wie still. Die Menschen durften nicht mehr zur Arbeit gehen, viele Angestellte, Freiberufler und Selbstständige standen vor einem finanziellen Ruin. Hochzeiten und Taufen wurden abgesagt und ein Großteil der Menschen konnte nicht mehr ihrer Arbeit nachgehen. Es wurde ein Kontaktverbot ausgesprochen, das jegliche Berührung mit Menschen, die nicht zum eigenen Hausstand gehörten, untersagt. Beste Freunde konnten sich nicht mehr sehen, durften sich nicht mehr in den Arm nehmen. Großeltern wurde es verboten, ihre Enkel zu besuchen und konnten ihre Liebsten nicht mehr in die Arme schließen. Senioren in Einrichtungen durften keinen Besuch mehr von ihren Familien empfangen und vereinsamten während der mehrwöchigen Auflagen.

Innerhalb kürzester Zeit standen die Menschen vor einer nie da gewesenen Situation. Sie waren nicht vorbereitet, hatten keine Vorräte angelegt, keine finanziellen Reserven und kein Einkommen mehr, mit dem sie die dringend benötigte Nahrung und Wasser kaufen konnten. Die Rechnungen konnten nicht mehr bezahlt werden und es begann ein Teufelskreis. Verkaufsstellen von Elektronikartikeln und Mode sowie Baumärkte wurden geschlossen. Die Regierung verabschiedete ein Gesetz, dass Mietern bei Ausfall der Zahlungen nicht gekündigt werden darf. Dementsprechend stellten viele Konzerne ihre Zahlungen ein. Ein fataler Umstand, denn diejenigen, die auf die Mieteinnahmen angewiesen waren, standen nun mit leeren Händen da. Viele Menschen standen vor ihrem existentiellen Aus. Die Krankheit verbreitete sich wie ein Lauffeuer über die ganze Welt und wurde bald als weltweite Pandemie eingestuft. Die Menschen waren überfordert mit der neuen Situation. Sie waren es nicht gewohnt, eine so lange Zeit in Isolation und Quarantäne zu verbringen. Sie wussten nicht, wie richtig Vorräte angelegt werden, noch ließen sie etwas für bedürftige Menschen in den Regalen. Doch eine Welle der Hilfsbereitschaft zog ebenfalls über das Land. Die Menschen spendeten Kleidung und finanzielle Mittel, um die Alten und Schwachen zu unterstützen.

Nicht nur Naturkatastrophen, Stürme, Stromausfälle und Krankheiten können uns zusetzen. Die Vorfälle in Tschernobyl und Fukushima haben gezeigt, dass das Havarieren von Atommeilern zu einer schlimmen Katastrophe führen können. Krankheit und Tod begleiten eine solche Katastrophe. Ähnlich verhält es sich mit einem Chemieunfall. Es ist unmöglich, die eigenen vier Wände zu verlassen, ohne ein gesundheitliches Risiko einzugehen. Oder es ist sogar eine Evakuierung der Nachbarschaft und eine Unterbringung in einem Notfalllager notwendig.

Es sind alles Ausnahmesituationen, die wir nicht ausschließen können. Wie Sie sehen, kann eine Menge passieren, auf das wir nicht vorbereitet sind. Sie wissen jetzt um die Katastrophen und ihre möglichen Auswirkungen auf unser Leben. Dieses Wissen kann Ihnen und Ihrer Familie irgendwann das Leben leichter machen oder sogar retten.

Bitte fangen Sie jetzt nicht an, unbegründete Angst vor einer möglichen Katastrophe zu entwickeln und sich möglicherweise komplett von der Außenwelt abzuschotten. Das Ziel dieses Buch ist es nicht, Ihre Angst zu schüren, sondern Ihr Vertrauen zu stärken. Nämlich das Vertrauen in sich selbst und die Fähigkeit, jede Krise, wie schlimm sie auch werden mag, zu meistern und zu überleben. Jede einzelne Katastrophe hat gezeigt, dass die Menschen sie überleben können, indem sie einen ruhigen Kopf bewahrt und sich auf das Schlimmste vorbereitet haben. Wir werden im Folgenden die wichtigsten Überlebensstrategien Schritt für Schritt durchgehen und Sie darauf vorbereiten, auf alles gefasst zu sein. Wir werden darüber sprechen, was der Mensch wirklich zum Überleben braucht und wie Sie Ihre Bedürfnisse in der Krise stillen können. Wir werden Methoden aufzeigen, die Sie leicht und vor allem im Alltag umsetzen können. Es könnte das Schlimmste sein, was Sie je erleben werden. Aber Sie können sich genauso sicher sein, dass Sie nicht Umständen erliegen, die Sie mit etwas Vorbereitung hätten umgehen können. Sie werden alles in Ihrer Macht Stehende tun können, um später nicht zurückzuschauen und sich zu fragen, ob Sie nicht noch mehr hätten tun können.

Was brauchen wir wirklich?

Wenn Sie gefragt werden, was Sie auf eine einsame Insel mitnehmen würden, was wäre das? Ein gutes Buch? Eine Rolle Toilettenpapier? Einen Lebensmittelvorrat oder Wasserreserven? Es ist nicht leicht, sich eine Situation vorzustellen, in der nichts so ist, wie es einmal war und in der vor allem Angst und Unsicherheit den Alltag bestimmen. Deswegen ist es umso wichtiger, sich in guten Zeiten Gedanken um die schlechten Zeiten zu machen. Sie können sich die Zeit nehmen, die Sie brauchen, um sich in Ruhe und besonnen vorzubereiten.

Wir haben nur eine Handvoll körperlicher Bedürfnisse, die es zu befriedigen gilt. Dazu gehören Lebensmittel, Wärme, Wasser, Kleidung, medizinische Versorgung, Luft zum Atmen und Schlaf. Heute ist es für uns leicht, diese Bedürfnisse zu befriedigen. Für die Beschaffung von Nahrung müssen wir nicht mehr kilometerweit durch die Wildnis laufen, in der Hoffnung ein Tier erlegen oder Beeren finden zu können. Wir steigen in das bequeme Auto und fahren zum nächsten Supermarkt. Wasser ist ebenso leicht verfügbar. Wasserhahn aufdrehen, fertig. Wir gehen so leichtfertig mit den Ressourcen um und nehmen sie als selbstverständlich war. Auch um ein warmes Heim brauchen wir uns in den meisten Fällen keine Gedanken machen. Wir schalten die Heizung ein und genießen die kuschelige Wärme, die die Heizungsanlage im Keller erzeugt. Die Frage ist nun also, was wir tun können, um diese Bedürfnisse zu stillen, wenn nicht alles auf Knopfdruck verfügbar ist. Wenn kein Wasser mehr aus der Leitung tropft und sich die Temperatur in der Wohnung aufgrund fehlender Heizungswärme einem für den Menschen gefährlich niedrigen Bereich nähert. Wir sorgen für diesen Fall vor. Wir werden Möglichkeiten aufzeigen, die gleichzeitig einfach und doch trickreich sind und die Ihr Überleben sichern könnten.

Neben den Grundbedürfnissen unseres Körpers haben wir auch mentale Bedürfnisse. Das ist das Verlangen nach Beschäftigung, Sicherheit, Geborgenheit und Partnerschaft. Erstere sind heutzutage leicht zu erfüllen. Schwieriger wird es gegen Langeweile und Einsamkeit anzugehen.

Politische und wirtschaftliche Sicherheit in einer Krise zu erhalten ist besonders schwierig. Gerade wenn das Vertrauen in die Politik vorher nicht besonders hoch war, ist es in dem Katastrophenfall noch schwieriger aufrecht zu erhalten. Wir benötigen aber das Gefühl der Sicherheit und das Gefühl der Kontrolle. Die einen mehr, die anderen weniger. Ein Verlust dieses Gefühls löst in uns Panik und Unsicherheit aus. Es verleitet zu irrationalem Handeln und Fehlentscheidungen. Daher ist es umso wichtiger, sich das Gefühl von Sicherheit zu bewahren. Dies erreichen wir durch die Vorbereitung auf den schlimmsten Fall.

Teil I – Überleben einer Katastrophe

VORRÄTE ANLEGEN

In einem Katastrophenfall müssen die Grundbedürfnisse von Ihnen und Ihrer Familie gesichert sein. Ein wichtiger Schritt dazu ist es, Vorräte anzulegen. Vorräte sind nicht nur Lebensmittel und Wasser, sondern auch Mittel zur täglichen Hygiene, Wärmequellen und Licht. Das Geheimnis einer guten Vorratshaltung ist, diese Vorräte bereits anzulegen, selbst wenn man sie in dem Moment nicht benötigt. In einem Krisenfall werden alle Menschen auf einmal versuchen, einen Vorrat zu beschaffen, das Hamstern beginnt. Sie werden kaum eine Chance haben, alle Lebensmittel zu beschaffen, die Sie brauchen. Zu viele Leute versuchen zur gleichen Zeit, die Regale leer zu räumen. Das löst eine Kettenreaktion aus. Die Menschen hamstern und hören damit nicht mehr auf, selbst wenn sie selbst schon genug Vorräte hätten. Die Regale werden leerer und die Leute geraten in Panik. Zu viel Angst ist da, dass nichts mehr für sie übrig bleibt. Also wird weiter gekauft, bis nichts mehr da ist.

Das ist die menschliche Natur, dass man selbst lieber genug hat, bevor der Mensch hinter mir vielleicht meine Ration bekommt, obwohl er sie viel dringender benötigt. In diese Situation wollen Sie nicht geraten, daher ist der beste Zeitpunkt für das Anlegen eines Vorrats genau jetzt. Sie werden nichts kaufen, was Sie nicht regelmäßig brauchen, das wäre zu schade um die Lebensmittel und das Geld. Vielmehr werden Sie eine sinnvolle Menge daheim haben, was nicht nur von Vorteil ist, wenn eine Krise ansteht. Die Zeit vor Feiertagen, wenn die Menschen panisch in den Supermarkt strömen, weil sie vergessen haben, dass zwei Tage lang die Läden zu sind, können Sie entspannt zu Hause mit Ihren Liebsten verbringen, weil Sie alles haben, was Sie brauchen. Es wird Ihnen Freude bereiten, immer etwas Essbares im Haus zu haben. Das ist nicht nur praktisch für unangekündigten Besuch, sondern Sie können die Menge Ihrer Einkäufe unter der Woche auf eins bzw. einmal alle zwei Wochen reduzieren. Sie sparen sich viel Lebenszeit, die Sie in einer Schlange an der Kasse verbracht hätten. Nun beschäftigen wir uns also zunächst damit, wo das Lager entstehen soll und welche Voraussetzungen erfüllt werden sollten. Anschließend sprechen wir über die benötigte Menge an Vorräten und was außer Lebensmitteln in Ihrem Lager einen Platz haben sollte.

Vorratslager finden

Um sich für einen Katastrophenfall zu rüsten, brauchen Sie Platz für Ihre Vorkehrungen. Zunächst müssen Sie einen geeigneten Ort für Ihre Vorräte finden. Das kann ein trockener Raum im Keller sein oder ein Abstellraum in Ihrer Wohnung. Wichtig ist, dass der Raum nicht der direkten Sonneneinstrahlung ausgesetzt ist oder verdunkelt werden kann. Lebensmittel müssen kühl und vor allem trocken gelagert werden. Feuchtigkeit zieht durch viele Verpackungen und so verdirbt dessen Inhalt. Der Ort sollte selbst im Sommer relativ kühl bleiben. Der Platzbedarf ist natürlich entscheidend für die Wahl der Größe. Müssen Sie nur für sich selbst Vorräte anlegen oder für eine vierköpfige Familie?

Beachten Sie, dass wenn Sie einen Raum im Keller wählen, Sie die Vorräte möglichst nicht in Bodennähe lagern, für den Fall einer Überschwemmung. Das muss nicht zwangsläufig durch eine Naturkatastrophe passieren. Ein geplatztes Rohr im Winter oder vom Regen geflutete Straßen können ebenfalls zu einer sehr bedauerlichen Situation führen, ohne Ihr Leben zu bedrohen.

Für die Vorratshaltung eignen sich hervorragend sogenannte Schwerlastregale. Diese halten pro Boden bis zu 250 kg aus. Sie sind relativ günstig im Angebot beim Baumarkt Ihres Vertrauens oder online erhältlich. Sie sind leicht aufzubauen und bieten eine Menge Stauraum bei gleichzeitig geringem Platzbedarf.

Menge der benötigten Vorräte

Die Menge der benötigten Vorräte richtet sich vor allem nach der Anzahl der Personen, die in Ihrem Haushalt leben. Erwachsene haben selbstverständlich einen größeren Bedarf als Kleinkinder. Gehen wir zunächst von einer Person aus. Für ein ausreichendes Sicherheitsgefühl sollten Sie mindestens 14 Tage unabhängig von dem Außengeschehen überstehen können. Damit stellen Sie sicher, dass für die Wiederherstellung der Alltagssituation oder für die Versorgung der Bevölkerung ausreichend Zeit zur Verfügung steht und Sie sich nicht sorgen müssen, dass Sie und Ihre Familie Hunger oder Durst erleiden.

Pro Tag verbraucht ein Erwachsener ca. 2.200 kcal. Diese Einschätzung hat das Bundesministerium für Ernährung und Landwirtschaft ausgesprochen. Dementsprechend gibt es eine Empfehlung für den Vorrat an Lebensmitteln, der für **einen** Tag benötigt wird.

Ein erwachsener Mensch braucht ungefähr 1,5 Liter Flüssigkeit pro Tag. Weitere 0,5 Liter werden für die Zubereitung von Lebensmitteln eingerechnet. Für eine ausreichende Versorgung mit Kohlenhydraten sorgen 350 g Getreide in Form von Brot, Nudeln, Kartoffeln oder Reis. Sogenannte Pseudogetreide wie Couscous, Hirse oder Amaranth können ebenfalls zu Getreide gezählt werden. Zwieback, Reiswaffeln, Maiswaffeln, Haferflocken, Cornflakes und Knäckebrot können Sie beim Anlegen eines Vorrats ebenfalls in Betracht ziehen. Des Weiteren werden täglich Gemüse und Hülsenfrüchte mit 400 g Bedarf angesetzt. Dazu gehört sowohl Tiefkühlgemüse als auch Gemüse und Hülsenfrüchte in Dosen, wie Kidneybohnen, Kichererbsen, grüne Bohnen, Zwiebeln, Mais, Erbsen, Spargel, Sauerkraut, Rote Beete, Pilze, Rotkohl und Paprika. In Dosen können Sie auch sehr gut Obst lagern oder wenn vorhanden Obst aus dem Garten selbst einkochen. Trockenfrüchte gehören ebenfalls zum

Obst und lassen sich wunderbar einlagern. Zudem sind es hervorragende Energielieferanten. Es werden täglich etwa 250 g Obst benötigt. Ein zusätzlicher Baustein für eine ausgewogene Ernährung sind Milchprodukte. Joghurt und Quark sind nur begrenzt haltbar und müssen regelmäßig verzehrt werden. Länger haltbar ist zum Beispiel hocherhitzte Milch. Viel besser lässt sich Milchpulver lagern. Für die Zubereitung wird nur Wasser benötigt und die Masse anschließend aufgekocht. Haltbar ist das Milchpulver bis zu drei Jahre, je nach Sorte. Es eignet sich ebenfalls zum Backen und ist damit ein Multitalent und ideal für die Vorratshaltung. Ein Erwachsener braucht ca. 260 g Milchprodukte am Tag. Der Bedarf an Proteinen kann zum Teil durch Hülsenfrüchte gedeckt werden.

Für Nicht-Vegetarier können auch Fisch und Fleisch als Proteinquelle in Betracht gezogen werden. Dabei sollte auf ausgezeichnete Qualität geachtet werden, gerade wenn diese Vorräte in der Gefriertruhe gelagert werden. Trockenfleisch, Wurst im Glas oder Fisch in Dosen lässt sich gut einlagern. Eier sind eine weitere gesunde Proteinquelle. Allerdings lassen sich Eier schlecht über einen Zeitraum von mehreren Monaten lagern. Besser eignet sich Volleipulver. Dies ist bei richtiger Lagerung bis zu 10 Jahre haltbar. Als Letztes werden 35 g Fett oder Öl benötigt. Dies kann in Form von Kokosfett, Olivenöl, Pflanzenmargarine, Butter im Tiefkühlfach oder Pflanzenöl sein.

Für eine Person besteht der Bedarf also aus:

- 2 Liter Flüssigkeit
- 350 g Getreide (Brot, Kartoffeln, Nudeln, Reis)
- 400 g Gemüse, Hülsenfrüchte
- 250 g Obst, Nüsse
- 260 g Milch, Milchprodukte
- 150 g Eier, Fisch, Fleisch
- 35 g Fett, Öl

Rechnen Sie den Bedarf für Sie und Ihre Familie nun aus. Überlegen Sie sich, ob Sie Vorräte für 14 Tage, drei Wochen oder sogar vier Wochen anlegen möchten. Dies ist abhängig von Ihrem Sicherheitsgefühl. Besorgen Sie eine Menge, mit der Sie sich wohlfühlen und die Sie auch verbrauchen können. Greifen Sie vor allem zu Lebensmitteln, die Sie täglich verwenden und die Sie und Ihre Familie auch mögen. Für einen Großteil der Zeit werden Sie nicht auf Ihren Vorrat angewiesen sein.

Daher sollten nur Lebensmittel eingekauft werden, die Sie gerne verzehren und mit denen Sie auch etwas anfangen können. Bedenken Sie beim Anlegen der Vorräte auch, dass der Inhalt Ihres Gefrierschranks ebenfalls zu Ihren Vorräten zählt. Räumen Sie neu gekaufte Lebensmittel immer nach hinten ins Regal. Damit verbrauchen Sie automatisch die älteren Lebensmittel zuerst und verhindern, dass sie verderben. Sorgen Sie beim Anlegen der Vorräte für eine gewisse Ordnung, damit Sie immer den Überblick behalten, welche Artikel noch vorhanden sind und welche vielleicht benötigt werden. Sie können die Regalbretter zum Beispiel nach den einzelnen Kategorien einer ausgewogenen Ernährung einteilen. Wenn Sie die Artikel dann noch der Größe nach sortieren, verhindern Sie, dass etwas übersehen wird. Trennsysteme oder Kisten können bei der Einhaltung der Ordnung behilflich sein. Für eine professionelle Inventur können Sie sich eine Excelliste anlegen, in der Sie Waren, die Sie brauchen, eintragen. In dieser Liste können Sie auch Ihren Bedarf ausrechnen und eine Übersicht erstellen, wie viele Lebensmittel Sie brauchen, um dem Bedarf gerecht zu werden. Sie können eintragen, wie viel Sie haben und was Sie benötigen. Das geht allerdings schon sehr weit in die Planung und ist selbstverständlich kein Muss.

Bei einem länger andauernden Stromausfall verderben die Lebensmittel je nach Jahreszeit unterschiedlich schnell. Im schlechtesten Fall innerhalb weniger Stunden, wenn es gerade Sommer ist. Daher müssen wir uns darüber Gedanken machen, wie diese Lebensmittel im Fall der Fälle möglichst schnell zubereitet und aufbewahrt werden können.

Zubereiten von Lebensmitteln ohne Strom

Fällt der Strom aus, müssen wir uns zunächst nicht sehr viele Gedanken um die Haltbarkeit der Lebensmittel machen. Viele moderne Geräte kühlen ihren Inhalt bis zu vier Stunden. Die ersten Lebensmittel, die auf jeden Fall verarbeitet werden müssen, sind die im Gefrierschrank. Aufgetautes kann nicht wieder eingefroren werden und muss möglichst schnell verarbeitet werden. Der Inhalt unseres Kühlschranks ist weniger kritisch, da die Lebensmittel darin meistens länger haltbar sind. Obst und Gemüse müssen zum Beispiel nicht gekühlt werden. Käse entfaltet sein natürliches Aroma erst bei Raumtemperatur und kann daher an einem kühlen, trockenen und vor allem dunklen Ort weiter gelagert werden. Das Gleiche gilt für geräucherte Wurstwaren, solange der Ort der Lagerung kühl, dunkel und trocken ist. Leicht Verderbliches sollte selbstverständlich schnell aufgebraucht werden. Selbst Fleisch kann bis zu 3 Tage ohne Kühlung aufbewahrt werden. Dazu legen Sie dieses in ein Ölbad ein und achten darauf, dass es vollständig bedeckt und verschlossen gelagert wird.

Das Zubereiten von Lebensmitteln ohne Strom kann eine echte Herausforderung sein. Wir sind mittlerweile sehr daran gewöhnt, das Essen in der Mikrowelle, im Backofen oder auf dem Herd zuzubereiten. Was würden Sie also tun, wenn kein Strom mehr fließt und keine elektrischen Geräte mehr zur Verfügung stehen?

Eine Feuerstelle im Haus oder in der Wohnung aufzustellen ist sehr gefährlich. Vielleicht denken Sie daran, einen Topf oder Ähnliches zu einem Lagerfeuer umzufunktionieren. Davon raten wir an dieser Stelle dringend und entschieden ab, denn es besteht absolute Brandgefahr und stellt damit eine Bedrohung für Ihr Leben und das Leben Ihrer Familie dar. Offene Feuerstellen sind sehr gefährliche Brandherde und dürfen auf keinen Fall unterschätzt werden. Zudem sind auch Nachbarn oder Untermieter gefährdet. Die Entwicklung von Kohlenmonoxid stellt ein ebenso großes Risiko dar, wie das Abbrennen des Gebäudes. Daher sollten Sie alle Kochmöglichkeiten, die mit offenen und unkontrollierten Flammen zu tun haben, ins Freie verlegen. Denken Sie bitte auch daran, eine geeignete Brandbekämpfungsmaßnahme zur Hand zu haben. Dazu lesen Sie später mehr im Kapitel Brandschutzmaßnahmen.

Vielleicht besitzen Sie einen Holzkohlegrill oder sogar einen Gasgrill, für die netten Grillabende im Sommer mit Freunden. In vielen Haushalten befindet sich eine kleinere Version davon im Keller für Festivals oder Campingausflüge mit der Familie. Die mit Gas oder Holzkohle betriebenen Kochstellen fallen uns nicht als Erstes für die Zubereitung von Lebensmitteln ein, sollte der Strom einmal wegfallen. Doch sie eignen sich dafür ganz hervorragend. Leicht aufgebaut brutzelt schnell die ein oder andere Leckerei fröhlich auf den Flammen vor sich hin. Wenn Sie Ihren Grill mit in die Notfallplanung einbeziehen, haben Sie eine gute und sichere Methode für die Zubereitung der Lebensmittel gefunden. Dabei sollten Sie einen ausreichenden Vorrat an Holzkohle bzw. Gasflaschen anlegen. Ebenso sollten Sie bedenken, wie Sie die Holzkohle entzünden möchten.

Eine weitere geeignete Möglichkeit, um Lebensmittel zuzubereiten, ist ein sogenannter Campingkocher. Dieser wird mit Gaskartuschen betrieben und ist damit auch mit äußerster Vorsicht zu betreiben. Von einer Nutzung im Innenraum raten wir aufgrund der CO2-Entwicklung definitiv ab. Campingkocher gibt es in verschiedenen Größen. Je nach Vorliebe sind sie mit einer, zwei oder sogar drei Kochstellen verfügbar. Manche Modelle besitzen sogar Grillschalen. Bei einem Kauf eines solchen gasbetriebenen Gerätes sollten Sie darauf achten, dass das Produkt anständig verarbeitet ist. Manchmal finden sich Angebote, die die benötigten Gaskartuschen zusätzlich beinhalten. Das spart Ihnen die Suche nach geeigneten Kartuschen und bewahrt Sie vor einem eventuellen Fehlkauf. Viele Modelle besitzen einen sogenannten Piezoanzünder. Die Flamme entzündet sich ohne Ihr Zutun, sodass Sie zum Betreiben keine weitere Zündquelle wie ein Streichholz oder ein Feuerzeug benötigen. Das ist sehr praktisch und spart im Notfall wertvolle Ressourcen. Gerade wenn Sie in einer Mietwohnung leben und keinen Garten zur Verfügung haben, können diese Campingkocher auf dem Balkon betrieben werden.

Eine außergewöhnliche Möglichkeit, Lebensmittel zuzubereiten, ist der sogenannte Holzvergaser-Ofen. Es handelt sich dabei um ein Gefäß aus Aluminium, das dazu benutzt wird, Hitze zu erzeugen und zu bündeln. Eventuell kennen Sie einen solchen Ofen bereits, denn er wird gerne bei Grillfesten eingesetzt, zum Vorglühen der Holzkohle. Das Praktische an diesem Ofen ist, dass er sehr leicht selbst herzustellen ist. Sie brauchen dafür nichts weiter als ein paar Aluminium-Konservendosen, die sich mit Sicherheit unter Ihren Lebensmittelvorräten befinden. Bevor Sie mit dem Bauen beginnen, lesen Sie sich bitte die Anleitung zuerst einmal komplett durch. Damit vermeiden Sie Fehler bei der Herstellung und dem späteren Zusammenbau.
Benötigt werden:

- Eine leere flache Dose Ø 9 cm x 4 cm (z.B. Thunfisch ohne Etikett)
- Eine leere große Dose Ø 10 cm x 8 cm (z.B. Eintopf ohne Etikett)
- Eine leere mittelgroße Dose Ø 9 cm x 11 cm (z.B. Bohnen ohne Etikett)
- Bohrer mit Durchmesser 7 mm
- Blechschere
- Feile

Beim Herstellen des Ofens entstehen sehr scharfe Kanten, die zu erheblichen Verletzungen führen könnten. Wenn möglich entgraten Sie nach jedem Schnitt die neuen Kanten mit einer Feile, um Verletzungen vorzubeugen. Zuerst nehmen Sie sich die kleinste der Dosen mit einer Höhe von ca. 4 cm und einem Durchmesser von ungefähr 9 cm zur Hand. Dies wird die spätere Topfhalterung sein. Schneiden Sie ein Loch in den Boden der Dose, sodass zum Rand der Dose etwa 1 cm Boden stehen bleibt. Wenn die Dose also einen Außendurchmesser von 9 cm hat, schneiden

Sie ein Loch mit einem Durchmesser von maximal 7 cm in den Boden. Entgraten Sie nun die entstandenen Kanten. Als Nächstes bohren Sie in den Rand der gleichen Dose zwei Reihen an Löchern, die gleichmäßig über dem Umfang verteilt sind. Insgesamt sollten es ungefähr 16 Bohrungen sein. Die Bohrungen der oberen Reihe sollten versetzt zu den Bohrungen der unteren Reihe angeordnet werden. Halten Sie beim Bohren der Löcher einen Abstand von ca. 1,5 cm nach unten bzw. nach oben zum jeweiligen Rand ein. Nun schneiden Sie mit der Blechschere etwa ein Viertel des Dosenrandes aus. Achten Sie darauf, dass der Boden erhalten bleibt und nicht angeschnitten wird. Für die Brennkammer nehmen wir die mittelgroße leere Dose mit einer Höhe von ca. 11 cm und einem Durchmesser von ca. 9 cm zur Hand.

Wir bohren zunächst ca. acht Löcher gleichmäßig auf den Umfang verteilt. Die Löcher befinden sich ungefähr im gleichen Abstand zueinander und liegen etwa 1,5 cm entfernt vom Rand mit der Öffnung. Als Nächstes bohren wir zwei Reihen mit je ca. acht Bohrungen in die untere Ummantelung der Dose. Die Löcher haben auch hier einen Abstand von ca. 1,5 cm zum Boden der Dose und sind relativ gleichmäßig über den Mantel verteilt. Außerdem sind die Löcher im besten Fall versetzt zueinander angeordnet. Damit haben Sie die Brennkammer fertiggestellt. In der Dose befinden sich nun 24 Löcher verteilt, verteilt auf drei Reihen. Zwei Reihen am unteren Rand der Dose und eine Reihe oben. Als Letztes kümmern wir uns um die Luftkammer. Dafür verwenden wir die größte Dose. Zunächst schneiden wir in den Boden der Dose eine Öffnung, die genauso groß ist wie der Außendurchmesser der mittleren Dose, der Brennkammer. Nun bohren wir an der gegenüberliegenden Seite (nicht die Seite mit dem Boden!) eine Reihe Löcher gleichmäßig verteilt in den Umfang. Der Abstand zum oberen Rand beträgt wieder ungefähr 1,5 cm. Die Anzahl der Bohrungen sollte etwa zwölf betragen.

Um relativ gleichmäßig verteilte Bohrungen zu schaffen, fangen Sie an einer Stelle an und bohren das Loch. Genau gegenüber diesem gerade gebohrten Loch setzen Sie das nächste Loch an. Dann machen Sie das Gleiche in der Mitte zwischen den beiden gegenüberliegenden Bohrungen. Danach setzen Sie erneut eine Bohrung an, und zwar genau gegenüber dem gerade gebohrten Loch. Jetzt haben Sie schon vier Bohrungen. Nun setzen Sie zwischen zwei Bohrungen jeweils weitere zwei, sodass Sie am Ende auf zwölf Bohrungen kommen. Diese Löcher dienen der Luftzufuhr, ohne die ein Feuer nicht richtig brennen kann. Falls Sie nur acht Löcher auf den Umfang verteilen können, versuchen Sie, den Durchmesser der Bohrungen zu erhöhen, sodass immer noch ausreichend Luft in die Dose einströmen kann. In diesem Fall setzen Sie mittig zwischen zwei Bohrungen eine einzelne Bohrung. So haben Sie schnell acht Löcher gleichmäßig über den Umfang verteilte Löcher gebohrt. Als letzten Schritt bauen wir die drei Einzelteile nun zusammen. Dafür stellen wir zuerst die Luftkammer (größte Dose) mit dem Boden nach oben auf einen Tisch. Die auf den Umfang gebohrten Löcher befinden sich nun unten. Oben befindet sich die Öffnung, die Sie in den Boden geschnitten haben.

Als Nächstes setzen Sie die Brennkammer (mittlere Dose) in die Luftkammer ein. Es kann sein, dass es nicht ganz passt. In diesem Fall weiten Sie die Bohrung noch etwas mit einem Schraubenzieher auf. Achten Sie darauf, die Öffnung nicht zu groß zu machen, denn beide Dosen sollen luftdicht miteinander verbunden sein. Als letzten Schritt nehmen Sie die kleinste Dose, den Topfuntersetzer, und legen ihn auf die Brennkammer. Fertig ist der selbstgebaute Ofen.

Weitere Vorräte

Es gibt noch ein paar weitere Lebensmittel, die Sie in Ihr Lager aufnehmen sollten. Dazu gehören zum Beispiel Getränke außer Wasser, wie Tee, löslicher Kaffee, Instant-Getränkepulver, Kakao, Eiweißshakes und Fruchtsäfte. Wenn Sie nicht allein leben, müssen Sie spezielle Ernährungsgewohnheiten aller Familienmitglieder bedenken. Wenn es

Diabetiker oder laktoseintolerante Personen in Ihrem Haushalt gibt, sollten diese speziellen Bedürfnisse beim Hamstern beachtet werden. Wenn Kleinkinder oder sogar Säuglinge ein Teil der Familie sind, brauchen Sie vielleicht Milchpulver oder Babynahrung im Glas. Das vorausschauende Einkaufen ist in diesem Fall besonders wichtig, da Kinder wachsen und sich die Bedürfnisse an die Nahrung ständig ändern. Daher empfiehlt es sich, nicht in zu großen Mengen einzukaufen, sodass Sie am Ende vielleicht keine Verwendung mehr für die Nahrung haben.

Sie brauchen nicht nur Lebensmittel für einen normalen Alltag. Für einen reibungslosen und normalen Tagesablauf werden weitere Dinge benötigt. Zum Beispiel Zahnpasta und Seife für das morgendliche Waschen. Waschmittel und, wenn Sie es nutzen, Desinfektionsmittel für Wäsche für die Reinigung Ihrer Kleidung. Taschentücher, Küchentücher und Toilettenpapier gehören ebenfalls in einem guten Vorratslager untergebracht. Essig und Natron sollten Sie ebenfalls in Ihr Lager aufnehmen. Gerade Natron kann ein wahres Wundermittel im Haushalt sein. Nicht nur zum Zähneputzen eignet sich Natron als Ersatz für klassische Zahnpasta. Auch zum Reinigen von Wäsche oder dem Herstellen von Badebomben für die Körperpflege eignet sich Natron sehr gut.

Waschmittel lässt sich sehr leicht selbst herstellen. Dazu benötigen Sie 50 g Kernseife und 3 Esslöffel Natron. Raspeln Sie nun die Kernseife klein und vermischen Sie es mit dem Natron. Anschließend geben 350 ml kochendes Wasser über die Mischung und rühren so lange gründlich um, bis sich die Mischung aufgelöst hat. Warten Sie eine halbe Stunde und geben Sie erneut 500 ml kochendes Wasser zu der Mischung dazu. Die nun hergestellte Lösung kann direkt über die Wäsche in der Waschmaschine gegossen und anschließend gewaschen werden.

Etwas Wichtiges, das aber genauso schnell wieder vergessen werden kann, sind Hygieneartikel für Damen und Kleinkinder. In der Panik kaufen vor allem Mütter einen großen Vorrat an Windeln, Babynahrung und Feuchttüchern. Daher sollten Sie, wenn Bedarf in der Familie besteht, darauf achten, dass Sie diese Dinge in einem ausreichend großen Vorrat im Haushalt haben.

Checkliste weitere Vorräte:

- o Fruchtsäfte, Instantpulver, löslicher Kaffee, Tee, Eiweißshakes
- o Zahnpasta und Zahnbürsten
- o Kernseife
- o Waschmittel, Spülmittel
- o Desinfektionsmittel
- o Geschirrspülmittel
- o Hygieneartikel für Damen
- o Windeln und Feuchttücher
- o Natron
- o Kerzen, Teelichter
- o Streichhölzer, Feuerzeug
- o Taschenlampe
- o Batterien
- o Radio

LICHT UND WÄRME

Wir müssen uns nun auch darüber Gedanken machen, wie wir im Falle eines Heizungsausfalls im Winter eine Unterkühlung oder gar das Erfrieren vermeiden. Ein wichtiger Tipp ist, sich zuerst die Brust zu wärmen. Handgelenke und Waden sollten ebenfalls warmgehalten werden. So frieren Hände und Füße nicht so schnell. Der Rest des Körpers wird dann fast von selbst warm. Wir können uns mit Hilfsmitteln warmhalten oder sehr warme Kleidung anlegen. Dies wird nun im Folgenden genauer erläutert.

Warme Kleidung

Etwas banal, aber dennoch wichtig sind warme Kleidungsstücke. Im Falle eines Heizungsausfalls ist es wichtig, dass die Körpertemperatur erhalten bleibt. Wenn keine weitere Wärmequelle zur Verfügung steht, bleiben Ihnen nur das warme Anziehen und das Zudecken mit warmen Decken. Die Zwiebelmethode kennen die meisten von uns. Hierbei tragen Sie viele Schichten Kleidung auf, die Ihnen dabei helfen werden, warm zu bleiben. Beginnend bei der ersten Schicht sollten Sie in Erwägung ziehen, Thermounterwäsche für die ganze Familie zu besorgen. Diese wird auch gerne von Skifahrern genutzt, da sie durch ihre besonderen Materialeigenschaften den Körper warmhalten. Thermosocken, lange Unterwäsche und ein langärmeliges Unterhemd bilden die Basis. Langärmelige Shirts und warme Pullover sollten ebenfalls in ausreichender Menge im Kleiderschrank einen Platz finden. Ebenfalls wichtig sind warme Socken, am besten aus einem natürlichen Material wie Wolle oder Baumwolle.

Bei künstlichen Materialien kann die Haut schlecht atmen und beginnt zu schwitzen. Kalte Füße bleiben dann weiterhin kalt und Sie werden weiter frieren, obwohl Sie viel Kleidung tragen. Neben Hosen, Pullovern und Socken gehören selbstverständlich auch warme Mützen, Schals und Handschuhe zur Grundausstattung. Die oberste Schicht bildet eine warme Jacke, wie zum Beispiel eine Daunenjacke oder eine Ski-Jacke. Damit sind Sie hervorragend auf kalte Stunden bei einem Ausfall der Heizung vorbereitet.

Checkliste warme Kleidung:

o Thermounterwäsche

o Langärmelige Shirts

o Warme Pullover

o Warme Socken aus natürlichen Materialien

o Warme Jacke

o Gefütterte Schuhe
o Mütze, Schal, Handschuhe

Kamin

Eine wunderbare Alternative zur klassischen Heizungsanlage bildet der Kaminofen. Im Winter sorgt er für eine beruhigende und wohltuende Atmosphäre. Im Sommer kann dieser bei kühleren Temperaturen für Wärme sorgen, ohne dass die gesamte Heizungsanlage in Betrieb gesetzt werden muss. Zudem ist das Heizen mit Holz umweltschonender als das Heizen mit Öl. Der größte Vorteil liegt aber vor allem darin, dass Sie unabhängig von einer Strom- oder Wasserquelle sind. Zudem spendet der Kamin im Fall eines Stromausfalls Licht in den Abendstunden. Das benötigte Holz zum Betreiben des Kamins können Sie bei ausreichendem Platz hervorragend lagern, es wird bei einem trockenen Liegeplatz nicht schlecht. Als Alternative bieten sich sogenannte Brickets an, die in jedem gut sortierten Baumarkt zu finden sind. Die Anschaffungskosten fallen mittlerweile bei gegebenen Voraussetzungen eher gering aus. Der Kamin ist wartungsarm, lediglich eine regelmäßige Reinigung des Ofenrohrs und des Schornsteins sind notwendig. Letzteres ist durch das Gesetz mindestens zwei Mal im Jahr vorgeschrieben.

Teelichtofen

Eine weitere Möglichkeit, Wärme zu erzeugen, ist ein Teelichtofen. Den können Sie im Internet bestellen oder ganz einfach selbst bauen. Die benötigten Dinge finden Sie in einem Bastelgeschäft, Blumenhändler oder im Baumarkt. Nicht nur als Wärmequelle eignet sich dieser kleine Ofen, sondern auch als Lichtquelle, sollte einmal der Strom für einen längeren Zeitraum ausfallen.
Für den Teelichtofen brauchen Sie folgende Materialien:

o 2 Tontöpfe mit einem Innendurchmesser von je 16 cm und 20 cm

o 1 Tontopfuntersetzer mit einem Durchmesser von 20 cm
o Gewindestange M10 mit einer Länge von ca. 30 cm
o 6 Muttern M10
o Je 3 Unterlegscheiben mit einem kleineren und einem größeren Außendurchmesser
o 8 Teelichter

Zunächst bohren Sie ein Loch mit einem Durchmesser von 10,5 cm in den Tontopfuntersetzer. Dies ist die Grundlage unseres Ofens. Beim Bohren sollten Sie vorsichtig sein, da der Tonteller bei zu viel Druck bersten könnte. Um dies zu vermeiden, können Sie Klebe- oder Kreppband auf beide Seiten des Tellers an die Stelle kleben, an der gleich gebohrt wird. Achten Sie darauf, einen Steinbohrer zu benutzen.

Dieser wird speziell für das Bohren in Materialien wie Ton und Stein hergestellt und erzielt die besten Ergebnisse. Schrauben Sie nun eine Mutter an das Ende der Gewindestange, sodass die Mutter am unteren Teil der Stange befestigt ist. Legen Sie anschließend eine kleine Unterlegscheibe auf die Mutter, indem Sie die Scheibe auf die Stange fädeln. Danach legen Sie den Tonteller mit der Unterseite nach oben auf die Scheibe. Wir führen nun wieder eine Unterlegscheibe über die Stange auf den Tonteller und befestigen diese Kombination mit einer weiteren Mutter. Drehen Sie die obere Mutter mit der Hand so fest Sie können, sodass sich der Teller auf der Stange nicht mehr bewegen kann. Die bisherige Konstruktion steht jetzt mühelos auf dem Teller. Das untere Gewindestangenende verhindert hier nicht einen festen Stand. Als Nächstes schrauben Sie eine weitere Mutter an das obere Ende der Gewindestange. Achten Sie darauf, dass nach oben noch etwas Platz bleibt. Legen Sie nun auf die obere Mutter eine Unterlegscheibe mit einem größeren Außendurchmesser. Hier befestigen wir jetzt unseren ersten Tontopf, und zwar den mit dem kleineren Außendurchmesser.

Mit der Öffnung nach unten schieben Sie also den Topf auf die

Gewindestange. Die Mutter mit der Scheibe begrenzt hier die Höhe des Topfes. Legen Sie nun eine weitere große Unterlegscheibe auf den äußeren Boden des Tontopfes. Sichern Sie die Position des Topfes mit einer Mutter. Jetzt greifen Sie zu einer weiteren Mutter und schrauben sie mit etwa ein bis anderthalb Zentimetern Abstand zum kleinen Topf auf die Stange. Auch hier legen wir wieder eine Unterlegscheibe mit großem Durchmesser auf die eben angeschraubte Mutter. Schließlich legen wir darauf den großen Tontopf und fixieren ihn mit einer kleinen Unterlegscheibe und einer Mutter. Sie können den Teelichtofen nun aufstellen. Kontrollieren Sie, ob der Ofen einen sicheren Stand hat und nicht wackelt. Der kleine Tontopf sollte außerdem nicht zu weit aus dem großen herausragen. Im Ganzen sieht Ihr Teelichtofen wie eine alte Lampe mit Lampenschirm aus. Sie können nun Teelichter auf den Teller abstellen und diese anzünden. Innerhalb kurzer Zeit können Sie die Wärme Ihres neuen Ofens genießen.

Eine Lampe dieser Größe kann einen Raum von ca. 12 Quadratmetern spürbar wärmer werden lassen. Einen größeren Effekt können Sie mit mehreren Teelichtöfen erzielen. Für den Notfall sollte der am meisten genutzte Wohnraum, häufig das Wohnzimmer, mit ausreichend Lampen versorgt werden. Weitere Lampen sollten eventuell für die Schlafzimmer vorgesehen werden. Die Teelichtöfen eignen sich nicht besonders dazu, einen ganzen Wohnraum wohlig warm werden zu lassen. Aber es lassen sich wunderbar die kalten Hände aufwärmen und sorgen für ein wenig Trost in schlechten Zeiten. Wie bei allen offenen Flammen achten Sie bitte auf Ihre kleinen Familienmitglieder und Haustiere. 16 Teelichter pro Lampe pro Tag sollten Sie beim Anlegen eines Vorrats an Teelichtern einplanen.

Lichtquellen

Fällt der Strom aus, fallen nicht nur Wärmequellen weg, es fehlen in den Abendstunden die gewohnten Lichtquellen. Das sorgt zusätzlich für eine gedrückte Stimmung, denn Licht macht uns munter und sorgt dafür, dass wir nicht in eine Traurigkeit und Lethargie verfallen. Neben dem Kamin und dem Teelichtofen können Sie für weitere Lichtquellen sorgen. Dazu gehören an erster Stelle Kerzen, die meistens in längst vergessenen Ecken des Hauses verstauben. Kerzen und Teelichter sollten Sie aber zu Ihren Lebensmittelvorräten gesellen, damit Sie sie jederzeit griffbereit halten. Außerdem sollten Sie an Kerzenplatten oder Teelicht-gläser denken. Kerzen sind eine offene Flamme und stellen damit ein Risiko dar. Sie sollten darauf achten, dass die Kerzenhalter aus nicht brennbarem Material wie Stein oder Glas bestehen und dass sich in der Nähe keine leicht entzündlichen Gegenstände wie Papier befindet. Wie zünden wir diese Kerzen nun aber an? Häufig haben wir Kerzen und Teelichter im Haus, doch wie oft suchen wir ein Feuerzeug oder eine Schachtel mit Streichhölzern? Deswegen sollten Sie mindestens zwei voll beladene Feuerzeuge und zwei volle Schachteln mit Streichhölzern in Ihrem Vorratslager aufnehmen.

Eine weitere modernere Möglichkeit, um die Wohnräume zu erhellen, ist der Einsatz von Campinglampen. Diese sind bereits ab ungefähr 8 Euro pro Stück online erhältlich. Sie sind durchaus praktisch, da sie mittlerweile aus LEDs bestehen und damit einen relativ geringen Bedarf an Energie haben. Zudem entwickeln sie kaum Wärme, haben dafür jedoch eine relativ starke Leuchtkraft. Manche Modelle sind auch dimmbar und in ihrer Helligkeit einstellbar. Achten Sie beim Kauf einer solchen Lampe darauf, dass sie auf jeden Fall batteriebetrieben ist. Denn Lampen, die nur mit Hilfe eines USB-Kabels aufgeladen werden können, werden Ihnen im Falle eines Stromausfalls nicht sehr viel bringen.

Eine letzte Lichtquelle, die auf keinen Fall in keinem Haushalt fehlen darf, ist die klassische Taschenlampe. Die gibt es in vielen verschiedenen Ausführungen, Farben und Formen. Empfehlenswert ist hier eine Taschenlampe mit langer Lebensdauer und vorzugsweise LED-Lichtern. Ausreichend Batterien in der richtigen Größe und eine

Ersatztaschenlampe sollten in Ihrem Lager zu finden sein.

DOKUMENTE SICHER VERWAHREN

Es gibt eine ganze Reihe an Dokumenten, die für uns lebensnotwendig sind. Ein Beispiel dafür ist der Personalausweis. Ohne Personalausweis können wir den Wohnort nicht wechseln. Wir können kein Bankkonto anlegen und wir können nicht heiraten. Wir können uns nicht krankenversichern oder Verträge oder Kredite abschließen. An den Personalausweis würden wir am ehesten denken, wenn es darum geht, wichtige Dokumente zu sichern. Um einen Personalausweis beantragen zu können, brauchen wir eine Geburtsurkunde. Wenn Sie Ihren Personalausweis verloren haben und ebenfalls Ihre Geburtsurkunde, zum Beispiel im Falle eines Brandes, dann wird es schwierig, sich diese Papiere erneut zu besorgen. Denn um einen Personalausweis beantragen zu können, brauchen Sie wie gesagt Ihre Geburtsurkunde und um Ihre Geburtsurkunde neu zu beantragen, brauchen Sie einen Nachweis Ihrer Identität, also einen amtlich gültigen Reisepass oder den Personalausweis. Diese beiden Papiere sind also das Wichtigste, das Sie sicher aufbewahren müssen.

Überlegen Sie sich nun, welche Dokumente in Ihrem Hausstand unersetzlich sind. Das sind die Geburtsurkunden Ihrer Kinder, das Familienstammbuch, Ihre Heiratsurkunde, Sterbeurkunden oder der Ehevertrag.

Des Weiteren sind Nachweise über schulische und berufliche Qualifikationen ebenfalls wichtig. Diese werden zwar 40 Jahre in den Schulen aufbewahrt, aber nachdem Sie vielleicht Ihr Zuhause verloren haben, werden Sie wichtigere Dinge zu tun haben, als sich mit Ihrer alten Schule auseinandersetzen zu müssen. Die Nachweise über eine abgeschlossene Berufsausbildung, wichtige Schulzeugnisse, die eine Qualifikation belegen, oder andere Abschlusszeugnisse gehören ebenfalls in die Dokumentenmappe. Wenn Sie weitere Qualifikationen erlangt haben und diese durch ein Zertifikat belegt werden, gehören diese ebenfalls sicher aufbewahrt.

Manche Dokumente sind bereits online verfügbar, wie zum Beispiel Versicherungsbescheinigungen. Diese müssen Sie im Zweifel nicht in der Dokumententasche aufbewahren, wenn Sie jederzeit und von überall darauf zugreifen können. Manche Dokumente führen Sie automatisch immer bei sich, wie der Fahrzeugschein und den Führerschein. Jedoch sollten Sie den Fahrzeugbrief ebenfalls zu Ihren wichtigen Dokumenten legen.

Wir haben nun über alle wichtigen Dokumente gesprochen und Sie haben diese hoffentlich bereits alle an einem Ort gesammelt. Jetzt gilt es, eine geeignete Aufbewahrung dafür zu finden. Das kann ein einziger Ordner sein, den Sie sich bei Bedarf einfach schnappen können oder vielleicht eine Dokumententasche. Nun suchen Sie einen geeigneten Ort für diese wichtigen Unterlagen. Der Platz sollte sehr gut für alle Mitglieder der Familie zugänglich sein. Im Notfall können Sie sofort und ohne zu überlegen darauf zugreifen. Idealerweise befinden sich jetzt sämtliche wichtigen Unterlagen der Familie an diesem einen Ort.
Checkliste Dokumente:

o Personalausweis, Geburtsurkunde
o Heiratsurkunde, Sterbeurkunde, Familienbuch, Ehevertrag
o Grundbucheinträge, Besitzurkunden
o Zertifikate über schulische und berufliche Qualifikationen
o Versicherungsscheine, Krankenkassenkarte
o Fahrzeugpapiere (Fahrzeugschein, Fahrzeugbrief, Führerschein)

FINANZEN REGELN

Die persönlichen Finanzen im Griff zu haben ist natürlich jederzeit ratsam. Doch besonders in Krisenzeiten ist es wichtig, nicht in finanzielle Schwierigkeiten zu geraten. Niemand kann voraussagen, ob die

Wirtschaft einer Katastrophe standhält, ob der Arbeitsplatz wirklich krisensicher ist und ob es im Notfall eine finanzielle Unterstützung vom Staat geben wird. Das Wichtigste ist zu jeder Zeit, dass Sie sich unabhängig vom System machen.

Es ist sinnvoll, dass Sie sich bei jedem Kauf auf Raten, bei jeder größeren Anschaffung, wie die eines Autos oder eines Hauses, mit dem Sie sich über einen langen Zeitraum finanziell abhängig machen, überlegen, ob Sie sich das wirklich leisten können, wenn Ihre Haupteinnahmequelle wegbrechen würde. Diese Überlegungen führen manchmal zu dem Schluss, dass man sich manche Dinge eben nicht leisten kann. Heute leben wir zu gerne auf Kredit, denn Geld ist so billig wie nie zuvor. Wir vergessen dabei aber, wie anfällig unser Wirtschaftssystem ist. Sie sollten sich also jetzt genau Gedanken machen, welche Einnahmen Sie monatlich haben und wie viele Ausgaben Sie tätigen. Dementsprechend überlegen Sie sich, wie lange Sie von den Ersparnissen, die Sie gerade haben, leben können. Eine Woche? Einen Monat? Ein Jahr? Was würde passieren, wenn Sie morgen nicht mehr zur Arbeit gehen könnten? Würden Sie das Haus verlieren? Können Sie weiter Ihre Miete bezahlen? Können Sie sich weiterhin Lebensmittel leisten? Dies zu wissen, wird Ihnen in schlechten Zeiten eine große Sicherheit verschaffen. Wenn Sie Klarheit über Ihre finanzielle Situation haben, dann haben Sie gleichzeitig auch die Gewissheit, dass Sie eine Krise finanziell meistern können. Sie brauchen sich zusätzlich nicht um Ihre finanzielle Existenz sorgen.

Wenn Sie nicht wissen, wo das ganze Geld am Ende des Monats geblieben ist, empfehlen wir an dieser Stelle, dass Sie anfangen, ein Haushaltsbuch zu führen. Es gibt viele kostenlose und kostenpflichtige Angebote im Internet. Auch wenn Sie wissen, wo Ihr Geld bleibt, könnte sich das Führen eines Haushaltsbuches lohnen. In vielen Fällen sind wir überrascht, wie viel Geld wir für bestimmte Dinge ausgeben. Teilweise entdecken wir auch neue Sparpotentiale.

Sie haben nun also einen Überblick darüber, wie viel Geld Sie fix jeden Monat brauchen, um über die Runden zu kommen. Jetzt ist es an der Zeit, sich zu überlegen, wie groß Ihr Notgroschen sein muss, damit Sie sich gut fühlen. Der Notgroschen ist, wie der Name schon sagt, ein finanzielles Polster. Auf dieses können Sie in schlechten Zeiten zurückgreifen. Der Notgroschen sollte idealerweise einen Betrag von drei bis sechs Monatsgehältern decken. Selbstverständlich darf es auch mehr sein. Wenn Sie sich mit einer Höhe von drei Monatsgehältern wohlfühlen, dann ist das die richtige Summe für Sie. Manche Menschen rechnen so, dass sie sich überlegen, wie viele Monate sie ohne Einkommen ihre Rechnungen bezahlen können und fühlen sich da erst ab einer Anzahl von 12 Monaten wohl. Das kommt ganz auf Sie an. Nehmen Sie sich die Zeit und überlegen Sie sich, wie lange es wohl dauern würde, bis Sie eine neue Anstellung finden, wie lange es dauern könnte, bis Sie in Ihr Haus zurückkehren können oder auch wie viele Familienmitglieder von Ihrem Einkommen abhängig sind. Bedenken Sie bei Ihren Rechnungen auch alle Versicherungen, Steuern für das Fahrzeug, Leasingraten und sonstige finanzielle Verbindlichkeiten. All diese Fragen sollten Sie in Ruhe klären und dann anfangen, direkt einen bestimmten Betrag am Monatsanfang wegzulegen. Hierfür eignet sich ein zusätzliches separates Konto, auf das Sie jederzeit zugreifen können, aber es nicht für das Zahlen von Rechnungen etc. verwenden. Der Trick beim Sparen ist, das Geld direkt am Monatsanfang beiseite zu schaffen. Sie kommen nicht in Versuchung, das Geld für etwas anderes auszugeben und Sie müssen sich am Ende des Monats keine Gedanken über die Höhe Ihrer Sparrate machen. So fällt Ihnen das Sparen leicht und Sie haben gleichzeitig für den Fall einer Krise finanziell vorgesorgt.

Ein weiterer wichtiger Aspekt ist Ihre Einkommensquelle. Ein Großteil der Bevölkerung besitzt nur eine Einnahmequelle. Eine einzelne Einnahmequelle macht Sie allerdings von dieser abhängig, selbst wenn das Einkommen sehr hoch ist. Unser Lebensstandard wird darauf meistens aufgebaut, wie viel wir mit unserer Haupteinnahmequelle einnehmen.

Ein Wegbrechen dieser könnte zu einer persönlichen Finanzkrise führen. Die Verbindlichkeiten können nicht mehr ausreichend erfüllt werden und die Abwärtsspirale beginnt. Daher sollten Sie sich Gedanken darüber machen, ob Sie eine weitere Einkommensquelle generieren wollen. Das kann ein Onlinehandel sein, An- und Verkauf oder das Schreiben von Büchern. Sie sorgen für eine weitere unabhängige Einnahmequelle, die Sie im Notfall vielleicht sogar über Wasser halten kann. Idealerweise bildet die zweite Einkommensquelle ein passives Einkommen. Damit sind Einkünfte gemeint, die Sie erhalten, ohne dass Sie Zeit dafür aufwenden müssen. Das können Einnahmen aus Mieteinkünften, Dividenden oder Tantiemen für ein Buch sein. Informieren Sie sich und legen Sie los.

Heutzutage ist das Bargeld eher zweitrangig geworden. Viel zu einfach ist das kontaktlose Bezahlen an der Supermarktkasse. Hier können wir auch gleichzeitig Bargeld abheben, wenn wir es wirklich mal brauchen. Doch selbst in Cafés ist mittlerweile ein bargeldloses Begleichen der Rechnung möglich. Bargeld verliert immer mehr an Bedeutung. Dies bemerken wir allerdings erst, wenn wir keinen Zugriff mehr darauf haben. Für den Notfall sollten Sie eine kleine Summe Bargeld zu Hause behalten. Viele Finanzinstitute raten davon ab, doch im Notfall wissen wir nicht, ob Bargeld weiterhin verfügbar ist. Die Höhe richtet sich nach der Größe Ihrer Familie. Sie sollten mit der Reserve mindestens zwei Wocheneinkäufe für die ganze Familie erledigen können. An dieser Stelle können Sie sich überlegen, ob Sie sich zur Aufbewahrung einen eventuell feuerfesten Safe zulegen möchten. Der Vorteil besteht darin, dass Sie sich auch gegen einen Diebstahl absichern können. Und wenn es doch mal brennen sollte, sind die Gegenstände im Safe sicher.

In dem Kapitel Dokumente haben wir bereits über wichtige Nachweise gesprochen, die für unser Leben sehr wichtig und teilweise auch unersetzlich sind. Solche Dokumente gibt es auch zu unseren Finanzen. Dazu gehören Aktien, Wertpapiere, Rentenbescheide,

Einkommenssteuernachweise, Einkommensnachweise, Sparbücher und Kontoverträge. Nicht zu vergessen sind auch Rentenbescheide. Manches von diesen Dingen wird heute bereits online geregelt. Dennoch finden sich in manchen Haushalten klassische Sparbücher oder Ähnliches. Um diese vor einem Verlust zu schützen, sollten Sie diese wichtigen Papiere zu den anderen wichtigen Dokumenten am festen Aufbewahrungsort legen.
Checkliste Finanzen:

o Haushaltsbuch anlegen
o Höhe des Notgroschens bestimmen
o Notgroschen anlegen
o Finanzdokumente zusammensuchen
o Sicheren Ort für kleine Bargeldreserve festlegen.
o Weitere Einkommensquellen generieren

HAUSAPOTHEKE

Die Hausapotheke ist ein wichtiger Bestandteil des Haushalts. Doch nicht nur der Inhalt ist wichtig, sondern auch der richtige Standort. Jedes Familienmitglied sollte leicht an ein Pflaster oder Verband kommen. Jedoch sollte die Hausapotheke bei Kindern im Haushalt unbedingt abschließbar und für die Kleinsten unzugänglich sein. Kinder sind neugierig und können die Gefahr, die von Medikamenten ausgehen, noch nicht einschätzen. Zu leicht können Tabletten mit Bonbons oder Spielzeug verwechselt werden.

In die Hausapotheke gehört als Erstes Verbandmaterial. Dazu gehören sterile Kompressen, Mullbinden in verschiedenen Größen, Verbandpäckchen, Heftpflaster, Verbandklammern, eine Schere, Pflaster, Dreiecktücher, Sicherheitsnadeln und eine Rettungsdecke. Damit sind Sie gut ausgestattet und können bei Bedarf kleine Verletzungen verbinden, auch wenn kein Arzt erreichbar ist. Daher ist es auch ratsam, antibakterielle Salbe und Wunddesinfektionsmittel zur Hand zu haben. Antibiotika sind in einem Krisenfall eventuell nicht sofort verfügbar. Da sie nicht frei verkäuflich sind, gibt es Antibiotika nur gegen Vorlage eines Rezeptes. Das Gesundheitssystem in Deutschland ist sehr gut. Für einen extremen Fall ist es aber wichtig, eine entzündete Wunde zu vermeiden. Dazu gehören auch Mittel zur Infektionsvermeidung, wie etwa Einmalhandschuhe.

Neben Verbandmaterial sollten in einer guten Hausapotheke diverse Medikamente gegen Fieber, Übelkeit, Durchfall, Schmerzen und Verstopfung zu finden sein. Sollten Sie an einer Erkrankung leiden, die eine Medikamenteneinnahme erfordert, sollten auch diese im Vorrat vorhanden sein. Wie bei Lebensmitteln gilt hier, dass Sie für mindestens 21 Tage für Sie wichtige Medikamente vorrätig haben. Als Letztes gehören wichtige Notfallnummern in die Hausapotheke. Dazu gehört die Notrufnummer, die Nummern der Bereitschaftsärzte und die Nummer der nächsten Giftnotrufzentrale. Im Notfall vergisst man schnell die einfachsten Dinge, weil wir von dem Adrenalin und der Aufregung nicht klar denken können. Wenn Sie dann noch in der Eile und der Aufregung Nummern raussuchen müssen, verlieren Sie wertvolle Zeit. Die Hausapotheke ist nun zusammengestellt. Achten Sie regelmäßig auf das Haltbarkeitsdatum und sortieren Sie angebrochene Salben und anderes gegebenenfalls aus. Beachten Sie, dass auch Verbandmaterial ein Ablaufdatum hat. Kontrollieren Sie Ihre Hausapotheke mindestens einmal im Quartal auf ihre Vollständigkeit. Wenn Sie Medikamente anbrechen, notieren Sie das Datum und beschriften Sie Medikamente, wenn die Verpackung fehlt. Wenn Sie etwas aus der Hausapotheke verbrauchen, sorgen Sie so schnell wie möglich für Ersatz.

Checkliste Hausapotheke:

o Verbandmaterial

o Einmalhandschuhe
o Antibakterielle Salbe
o Desinfektionsmittel
o Diverse Medikamente (gegen Übelkeit, Durchfall, Verstopfung, Schmerzen, Fieber, etc.)
o Notrufnummern

NOTFALLTASCHE

In Ausnahmefällen kann eine Evakuierung der Bevölkerung erfolgen. In diesem Fall bleibt keine Zeit, um eine Reisetasche zu packen. Sie können in dieser Situation eher schlecht einen kühlen Kopf bewahren und rational entscheiden, was wirklich wichtig ist und was Sie wirklich brauchen werden. Am liebsten würden Sie alles mitnehmen und das geht leider nicht.

Ein havariertes Atomkraftwerk oder eine Unterbringung in einer Notunterkunft aufgrund eines länger anhaltenden Stromausfalls sind Horrorszenarien, die wir uns kaum ausmalen können. Es muss aber nicht gleich eine undenkbar schlimme Katastrophe sein, die uns zwingt, das eigene Heim zu verlassen. Eine undichte Gasleitung, ein Brand oder eine Überschwemmung können der Grund dafür sein, dass Sie unerwartet das Haus verlassen müssen. Sie können in dieser Situation Ruhe bewahren, denn Sie bereiten sich auf diese unvorstellbare Situation vor. Besorgen Sie sich einen Rucksack, der maximal 40 Liter fasst. Das Notgepäck ist dafür gedacht, dass Sie die ersten Tage außer Haus mit dem Notwendigsten versorgt sind. Ein Rucksack ist zudem praktisch auf dem Rücken transportierbar und lässt Ihnen Bewegungsfreiraum. Der Inhalt des Notgepäcks sollte nur die wichtigsten Habseligkeiten enthalten. Zudem sollten Sie es an einem Ort aufbewahren, der kühl und trocken ist und zu dem Sie leichten Zugang haben. Folgendes sollten Sie einpacken.
Checkliste Notgepäck:

- o Erste Hilfe Material
- o Benötigte Medikamente
- o Kleines batteriebetriebenes Radio
- o Taschenlampe
- o Reservebatterien
- o Dokumententasche
- o Kleidung für 5 Tage, inkl. warme Socken
- o Wetterfeste Schuhe
- o Wetterfeste Kleidung
- o Heimwerker-Mundschutz
- o Ausweis, Geld
- o Verpflegung für 2 Tage
- o Wasserflasche, Essgeschirr, Essbesteck
- o Hygieneartikel für ein paar Tage
- o Eine Decke oder ein Schlafsack

BRANDSCHUTZMAßNAHMEN

Wir lernen häufig schon im Kindergarten, dass wir die Feuerwehr rufen, wenn es einmal brennen sollte. Doch vergessen wir vielleicht im Laufe der Zeit, wie wir welchen Brand vermeiden bzw. was wir tun können, wenn es einmal brennt. Brandschutzmaßnahmen sind besonders in Krisenzeiten wichtig, da es passieren kann, dass Hilfskräfte nicht genug Kapazität haben, um bei der Brandbekämpfung zu unterstützen oder vielleicht später als normal am Unfallort eintreffen. Es lohnt sich also, einen Blick auf die verschiedenen Brandklassen zu werfen und Maßnahmen zu ergreifen, die einen Brand frühzeitig verhindern können.

Als Erstes geht es um das Thema Brandmelder oder Rauchmelder. Diese nervig piependen Geräte an den Zimmerdecken könnten Ihnen das Leben retten. 2003 hat bereits Rheinland-Pfalz eine Pflicht für Rauchmelder ausgesprochen. Seitdem führen Bundesländer eine Pflicht für Rauchmelder nach und nach ein. In den meisten Fällen müssen vor allem

Schlaf- und Kinderzimmer mit Rauchmeldern ausgestattet werden. Dies gilt je nach Bundesland ebenfalls für selbst genutzten Wohnraum. Rauchmelder kosten in der Anschaffung nicht viel, sind trotzdem unheimlich wertvoll, wenn es um den Schutz von Leben geht. Investieren Sie ein bisschen Zeit und Geld und sorgen Sie für ein beruhigendes Gefühl der Sicherheit in Ihren eigenen vier Wänden.

Die möglicherweise entstehenden Brände werden in fünf Brandklassen unterteilt. Diese unterscheiden den Brand von Feststoffen (Brandklasse A), Flüssigkeiten (Brandklasse B), Gasen (Brandklasse C), Metall (Brandklasse D) und Fett bzw. Öl (Brandklasse F). Brandklasse E existiert nicht. Jeder dieser Brände kann auf individuelle Art gelöscht werden. So sollten Fett- und Ölbrände bekannterweise nicht mit Wasser bekämpft werden. Der entstehende Wasserdampf würde sich mit den Öltropfen vermischen und damit den Brand nur noch weiter anheizen. Genauso können Metallbrände nicht mit Wasser gelöscht werden, wobei diese sehr selten im privaten Haushalt vorkommen. Für jeden Brand gibt es einen eigenen konzipierten Feuerlöscher. Ein ABC-Löscher ist leicht zu bestellen und sollte in Ihrem Haushalt einen festen Platz finden.

einem Stromausfall nehmen Sie eventuell Hilfsmittel wie Kerzen und Teelichter, um Licht und Wärme zu erzeugen. Die Zubereitung von Lebensmitteln wird ebenfalls mit Flammen erfolgen, wodurch ein erhöhtes Brandrisiko besteht. Dieses Risiko sollten Sie trotz größter Vorsicht ernst nehmen und jederzeit ein geeignetes Löschmittel bereithalten. Gerade bei einem Stromausfall kann es sein, dass kein fließendes Wasser zur Verfügung steht. Sorgen Sie vor, indem Sie einen Eimer mit Sand oder einen Eimer mit Wasser in der Nähe der Flammen positionieren.

RESILIENZ STEIGERN

Ein letzter wichtiger Bestandteil der Vorbereitungen für eine eventuelle Krisensituation ist das Stärken Ihrer psychischen Belastbarkeit. Eine

Katastrophe ist nicht nur körperlich kräftezehrend, sondern auch mental. Sie werden an Ihre Grenzen gehen müssen oder diese sogar überwinden. Im Folgenden wird es also darum gehen, die mentale Belastbarkeit mit Hilfe von kleinen Übungen zu steigern. Das hilft Ihnen nicht nur im Katastrophenfall, sondern im Alltag ist eine starke mentale Kraft genauso von Vorteil. Sie erhalten ein stärkeres Selbstbewusstsein, fühlen sich wohler mit sich selbst und werden gelassener. Wer resilient ist, akzeptiert gegebene Situationen und verfällt nicht in eine negative Gedankenspirale. Resiliente Menschen bleiben optimistisch und fragen sich nicht, warum ihnen das jetzt ausgerechnet wieder passiert. Sie übernehmen Verantwortung für sich selbst und ihre Gedanken. Sie glauben an sich selbst und an ihre Fähigkeiten und sind überzeugt davon, dass die schlechten Zeiten gut überstanden werden können. Dabei wissen resiliente Menschen, dass sie nicht allein mit der Situation sind, sondern sich auf die Unterstützung von Familie und Freunde verlassen können. Gemeinsam werden Lösungen für Probleme gefunden und die Krise wird als eine Gemeinschaft zusammen durchgestanden. In den meisten Fällen wird die Resilienz schon im Kindesalter entwickelt. Doch nicht immer ist dies der Fall und so lohnt es sich einmal zu schauen, wie wir unsere Resilienz steigern können.

Selbstbewusstsein stärken

Ein starkes Selbstbewusstsein ist nicht jedem gegeben, ist aber ein wichtiger Bestandteil der Resilienz. Suchen Sie also Herausforderungen im Alltag und stellen Sie sich ihnen. Probieren Sie ständig neue Dinge aus und konfrontieren Sie sich immer wieder mit neuen Situationen. Denn jedes Mal, wenn Sie diese meistern, wird Ihr Selbstbewusstsein gefördert. Ein regelmäßiges Sportprogramm fördert ebenfalls Ihr Selbstbewusstsein. Das eigene Körperbewusstsein wird gestärkt und Sie fühlen sich wohler in Ihrer Haut. Sportliche Erfolge sind gut für Sie und stärken Sie zusätzlich körperlich. Erfolge sind ein wichtiger Teil unseres Lebens und unserer Persönlichkeit. Doch nehmen wir Errungenschaften häufig nicht mehr als solche wahr. Deswegen sollten Sie sich darüber Gedanken machen, ob Sie ein Erfolgstagebuch führen möchten. In dieses werden alle Ihre großen und kleinen Erfolge eingetragen. Sei es das Durchhalten eines Sportprogramms, das Lesen von Büchern oder ein beruflicher Erfolg. Alles ist wichtig und gehört aufgeschrieben. Dieses Tagebuch hilft Ihnen dabei, Ihre Erfolge, so klein sie auch sein mögen, anzuerkennen. In schlechten Zeiten haben Sie zudem eine Erinnerung daran, was Sie schon alles gemeistert haben und dass Sie das Kommende bewältigen können.

Dankbarkeit

Das positive Denken ist ebenfalls ein Bestandteil großer mentaler Stärke. Dabei geht es nicht darum, schlimme Situationen schönzureden, sondern schlechte Situation mit einer positiven Einstellung zu meistern. Das positive Denken fördert Ihre Resilienz und ist gleichzeitig ein Hoffnungsträger für Ihr Umfeld. Die beste Möglichkeit, sich positiv zu stimmen und nachhaltig zu bleiben, ist Dankbarkeit. Dabei geht es darum, in den kleinsten Dingen etwas Schönes zu entdecken und dankbar dafür zu sein, dass Sie es sehen konnten. Es wurde nachgewiesen, dass uns Dankbarkeit glücklich macht. Schreiben Sie sich also morgens gleich drei Dinge auf, für die Sie in diesem Moment dankbar sind. Spüren Sie jedoch diesem Gefühl der Dankbarkeit nach, um den größtmöglichen Effekt für Sie zu erzielen. Wenn Sie einfach nur etwas dahinschreiben, wird Sie das nicht weiter kümmern und Sie nicht glücklicher machen. Es können viele Kleinigkeiten sein, für die Sie Dankbarkeit zeigen können. Dass Sie zum Beispiel zwei gesunde Beine haben, die Sie täglich tragen, oder der Tee, der Ihnen so gut schmeckt. Die Möglichkeiten sind endlos, wenn Sie sich für die kleinen und schönen Dinge des Lebens öffnen und sie annehmen. Am Anfang mag es Ihnen komisch vorkommen und Sie werden vielleicht nicht immer drei Dinge finden. Aber mit der Zeit wird es Ihnen leichter fallen.

Negative Glaubenssätze umkehren

Negative Glaubenssätze sind Aussagen, die wir für wahr halten, obwohl sie aus einer subjektiven Wahrnehmung heraus entstanden sind. Die Glaubenssätze schränken uns oft ein, da sie negative Gefühle erzeugen und uns ein Verhalten aufzwingen, das uns eigentlich gar nicht entspricht. Beispiel für solche Glaubenssätze sind „ich schaffe das nicht" oder „ich bin nicht gut genug". Wir werden damit in unserer Kindheit geprägt und diese Sätze verankern sich tief in unserem Unterbewusstsein. Wir sind uns dieser Prägung selten bewusst, daher seien Sie achtsam und achten Sie darauf, wenn Sie ein vermeintlich harmloser Satz wütend werden lässt oder sogar verletzt. Häufig sind die negativen Glaubenssätze die Ursache für diese Wut oder Verletzung. „Mädchen müssen immer lieb sein" und „Jungs dürfen nicht weinen" sind zwei sehr präsente Glaubenssätze. Sie stellen einen allgemein verbreiteten Irrglauben dar. Doch Sie müssen diesen Sätzen nicht folgen. Überlegen Sie sich, welche Werte Ihnen wichtig sind und formulieren Sie daraus positive Glaubenssätze, die Ihnen Kraft und Motivation schenken. Machen Sie Sätze aus, die Sie runterziehen und wandeln Sie diese ebenfalls in positive Affirmationen um. Das wird Ihnen dabei helfen, in schlechten Zeiten bei sich zu bleiben und sich nicht durch allgemeine Phrasen, die mit Sicherheit um sich gehen werden, verunsichern zu lassen. Menschen neigen zu negativen Emotionen und somit müssen Sie sich schützen und positiv bleiben, um möglichst gelassen und voller Zuversicht weiterzukommen.

SAGEN SIE ES WEITER

Sie haben nun einen wichtigen Teil der Vorbereitungen abgeschlossen. Der Lebensmittelvorrat ist lebenswichtig. Nicht für das Überleben, aber für ein normales Leben sind die weiteren Vorräte gleichermaßen wichtig. Wir sind an einen gewissen Lebensstandard gewöhnt und können schlecht mit Einschnitten im persönlichen Bereich umgehen. Ebenso wie Sie brauchen aber auch Ihre Nachbarn, Ihre Freunde und Ihre Eltern Lebensmittel und Wasser zum Überleben. Erzählen Sie so vielen Menschen wie möglich von der Empfehlung, eine kleine Menge an Lebensmitteln und Wasser zu Hause zu haben. Je mehr Menschen sich Gedanken über schlechte Zeiten machen, desto besser.

Machen Sie Ihren Mitmenschen dabei keine Angst, sondern klären Sie sie über die möglichen Gefahren und ihre Folgen auf. Empfehlen Sie, das Gleiche wie Sie zu tun und einige Vorbereitungen zu treffen aber missionieren Sie nicht. Jeder Mensch ist für sich selbst verantwortlich und jeder trifft seine eigenen Entscheidungen. Wir sind alle selbstbestimmt und können es nicht leiden, das Gefühl zu haben, dass uns jemand etwas vorschreibt. Wenn jemand keine Vorräte anlegen möchte, dann haben Sie Ihr Bestes gegeben und können nicht mehr tun. Jemanden gewaltsam umstimmen zu wollen, kostet Sie nur wertvolle Lebenszeit und Energie. Es wird aber nichts bringen. Die Entscheidung, etwas zu tun, muss jeder für sich selbst treffen. Sie können nur erzählen, was Sie an Vorräten einkaufen und warum Sie dies tun. Damit tragen Sie einen wichtigen Teil zum Schutz der Bevölkerung bei.

Denn je mehr Menschen in der Lage sind, sich in schwierigen Zeiten zurecht zu finden und nicht auf die Hilfe anderer angewiesen zu sein, desto mehr Hilfskräfte werden entlastet. Das hat den Vorteil, dass arme, kranke und anderweitig hilfsbedürftige Menschen besser versorgt werden können. Alte Menschen können vielleicht nicht mehr ausreichend einkaufen und das Überleben ist von der Hilfe anderer abhängig. Wenn jeder einen kleinen Vorrat anlegt, ist am Ende für beinahe alle Leute gesorgt. Die Menschen können sich dann untereinander besser unterstützen und damit ein wichtiges Gemeinschaftsgefühl schaffen. Menschen sind in der Gruppe einfach am stärksten. Das war vor tausenden von Jahren schon so und wird in tausenden von Jahren ebenfalls noch so sein. Was dem einen fehlt, hat vielleicht ein anderer und so können Vorräte untereinander getauscht werden. Es besteht kein Grund für Neid oder Habgier, da jeder in der gleichen Situation ist und jeder dasselbe Ziel verfolgt, nämlich das Überstehen der Krise. Sie leisten einen wichtigen Beitrag und kümmern sich dabei nicht nur um sich selbst, sondern auch um andere. Sie müssen nicht kopflos losrennen und Regale beim Lebensmittellieferanten leerräumen, aus Angst, dass Sie nichts mehr bekommen. Sie können sich entspannen und sogar etwas abgeben, weil Sie genug haben, um zu überleben. Es ist vielleicht das heldenhafteste, das Sie je tun werden.

Während der Krise

Im Falle einer Katastrophe sollten Sie zunächst Ruhe bewahren. Sie haben sich auf diesen schlimmen Tag vorbereitet und sind erst einmal in Ihrem Zuhause bei Ihrer Familie am sichersten, sofern Sie nicht aufgefordert werden, das Haus zu verlassen. Machen Sie sich jetzt klar, dass Sie keinen Einfluss darauf haben, was als Nächstes passieren wird. Das Einzige, was Sie unter Kontrolle haben, ist Ihr Verhalten in den kommenden Tagen und Wochen. Niemand kann voraussagen, wie lange der Ausnahmezustand dauert. Für Sie gibt aber zunächst keinen Grund, in Panik zu geraten. Denn Sie haben vorgesorgt. Für die kommende Zeit gibt es ein paar Dinge, auf die Sie achten sollten. Es wird sich vieles verändern, daher ist es umso wichtiger, dass Sie genau wissen, was Sie tun und wie Sie am besten durch die schwere Zeit kommen. Es gilt, sich täglich auf den neuesten Stand zu bringen, sich körperlich und mental zu fordern und so viel Normalität wie möglich walten zu lassen.

AUF DEM LAUFENDEN BLEIBEN

Sollte es doch sein, dass der Strom ausfällt oder eine Epidemie das Land heimsucht, kann das Radio Ihre einzige Informationsquelle sein. Da Fernseher nicht mehr funktionieren und Ihr Mobiltelefon auch nur eine begrenzte Akkukapazität hat, werden Sie nur durch das Radio auf dem Laufenden gehalten. Seien Sie sparsam mit den Ersatzbatterien und schalten Sie nur einmal am Tag zur vollen Stunde das Radio ein. Nachrichten sind in schwierigen Zeiten sehr wichtig, um von den neuesten Entwicklungen zu erfahren und bei Bedarf darauf reagieren zu können. Halten Sie sich in jedem Fall an die Handlungsempfehlungen, die Ihnen mitgeteilt werden. Sei es, dass Fenster und Türen geschlossen bleiben müssen oder dass Sie sich nicht mehr in großen Gruppen zusammenfinden dürfen. Diese Empfehlungen und Anweisungen werden in keinem Fall aus banalen Gründen ausgesprochen, um die Bevölkerung zu ärgern. Viel mehr weiß die Regierung zu jeder Zeit viel besser über die gegenwärtige Lage Bescheid, als es zum Beispiel Reporter wissen.

Daher sollten Sie nichts leicht auf die Schulter nehmen oder Anweisungen gar ignorieren, da dies nicht nur für Sie, sondern gegebenenfalls schlimme Auswirkungen auf Ihre Familie und Ihre Mitmenschen haben kann. Wenn der Strom da ist, stehen Ihnen viele Informationsquellen zur Verfügung. Wählen Sie diese sorgfältig aus und hinterfragen Sie vor allem kritisch, wenn Verschwörungstheorien und kuriose Nachrichten im Internet kursieren. Jeder, der absolut keine Ahnung hat, kann Falschmeldungen und Hetznachrichten ins Internet setzen und die Menschen in der unsicheren Zeit noch viel unsicherer machen.

Das können Sie in dieser Situation nicht gebrauchen. Sie machen sich so schon viele Gedanken über die aktuelle Situation. Zusätzliche Verunsicherung lässt Sie nur schlechter zur Ruhe kommen. Schenken Sie also den verrückten Verschwörungstheoretikern keine Aufmerksamkeit, denn darauf sind sie einzig und allein aus. Fallen Sie nicht auf diese Masche rein, die nur die Verbreitung von Angst und Missgunst zum Ziel hat. Selbstverständlich sollten Sie auch seriöse Nachrichtenquellen kritisch hinterfragen und sich stets eine eigene Meinung bilden. Von schlechten Nachrichten leben viele Magazine und Zeitungen, daher sollten Sie außerdem die Zeit begrenzen, die Sie mit dem Hören oder Lesen von Nachrichten verbringen. Die schlechten Nachrichten belasten das Gemüt zusätzlich, da sie dazu gemacht sind, schlechte, aber starke Emotionen wie Angst, Wut und Verzweiflung hervorzurufen. Dies sollten Sie immer beachten, wenn Sie den Fernseher einschalten oder das Internet nach neuesten Entwicklungen befragen.

Es ist nicht leicht, sich emotional von schlechten Nachrichten zu distanzieren. Als Menschen haben wir die besondere Fähigkeit der

Empathie, die uns mal mehr mal weniger das Leid von anderen Lebewesen mitfühlen lässt, als ob wir es selbst erleben. Ein wenig Abstand und vor allem Ablenkung von Schreckensmeldungen sollten Sie daher zum Schutz Ihrer eigenen Gedankenwelt nehmen. Es wird Ihnen dabei helfen, Ihre eigenen Gedanken nicht negativ beeinflussen zu lassen und optimistisch zu bleiben, so schlimm Ihnen die Situation auch erscheinen mag.

MENTALER AUSGLEICH

Die Zeit in einer Krise kann gefühlt endlos sein. Jeden Tag das gleiche Fenster, aus dem Sie schauen und die gleichen Menschen, die Sie sehen. Unser Geist ist eine solche Belastung nicht gewohnt und schnell bekommen wir das Gefühl, eingesperrt zu sein, wie ein Vogel in seinem Käfig. Zusätzlich wird Sie die Angst belasten. Angst, vor dem was kommen mag und Angst um Ihre Familie. Sie haben nun vielleicht eine Menge Zeit, die Sie vorher nicht hatten. Während die Welt draußen im Chaos versinkt, muss nicht dasselbe mit Ihrem Geist passieren. Es ist eine außergewöhnliche Zeit, die es zu überbrücken gilt. Erst wenn die Welt aus den Fugen gerät, denken wir zurück und bemerken, was für ein Glück wir mit diesem einzigartigen Planeten haben. Die Freiheit, die wir genießen können. Dass wir jederzeit das Haus und das Land verlassen können. Diese Erkenntnis wird auch Sie treffen, wenn es soweit ist. Dann gilt es, Ruhe zu bewahren und sich darauf zu besinnen, was Sie trotz der ungewöhnlichen Umstände tun können und was für ein Glück Sie haben, gesund zu sein. Ein grundlegendes Bedürfnis der Menschen ist, wie bereits erwähnt, das Bedürfnis nach Beschäftigung. Wir ertragen sehr schlecht das Gefühl, nutzlos zu sein und nichts zu tun. Daher können Sie die Zeit nutzen und sich mental fordern. Beschäftigen Sie sich so gut es geht und vermeiden Sie es, in ein Gedankenkarussell zu geraten. Aus dem Grübeln kommt man schlecht wieder raus und sollte möglichst vermieden werden.

Beschäftigung mit Strom

Wenn Strom noch vorhanden ist, dann ist das Bleiben im eigenen Heim auf den ersten Blick nicht so übel. Sie können sich nicht nur mit Filmen und Serien ablenken. Hin und wieder ist es angenehm, sich beschallen zu lassen, aber irgendwann wird auch das anstrengend und es beschleicht Sie schnell das Gefühl, nichts wirklich Sinnvolles mit Ihrer Zeit angefangen zu haben. Daher sind ein paar Alternativen an dieser Stelle erwähnenswert. Wenn Sie gerne lernen oder schon immer mal etwas Neues lernen wollten, können Sie sich im Internet darüber informieren. Es werden zahlreiche Onlinekurse zu den verschiedensten Themen angeboten. Sei es das Lernen einer neuen Sprache, ein Kurs im Programmieren oder das Lernen eines neuen Instruments. Das Internet ist diesbezüglich voller Möglichkeiten. Überlegen Sie sich, was Sie schon immer lernen wollten, aber nie die Zeit dafür gefunden haben. Vielleicht interessieren Sie sich schon länger für das Schreiben eines Tagebuchs. Das müssen Sie nicht zwangsläufig in klassischer Form mit Stift und Papier umsetzen.

Sie könnten einen Blog einrichten, in dem Sie von Ihrem Alltag berichten und wie Sie mit der Katastrophe umgehen. Das hat zusätzlich noch den Nebeneffekt, dass Sie als eine Art Zeitzeuge von Ihren Erfahrungen berichten und eine spätere Generation kann dann auf Ihre Berichte zurückgreifen. Das hat durchaus geschichtlichen Wert und Sie geben etwas weiter. Sie können sich mit Musik beschäftigen, indem Sie selbst ein Instrument spielen oder Lieder schreiben oder längst vergessene Musik durch einen Streamingdienst wieder in Ihr Gedächtnis holen. Bei einer Ausgangssperre bleibt der soziale Kontakt auf der Strecke. Dies können Sie vermeiden, indem Sie per Videotelefonie in Verbindung bleiben. Im Laufe der Zeit sammelt sich eine Menge Datenmüll an, den Sie nun endlich aussortieren können, um so wieder Platz auf der Festplatte zu schaffen.

Beschäftigung ohne Strom

Sollte der Strom ausgefallen sein, sind die Möglichkeiten natürlich etwas begrenzter. Dennoch gibt es ein paar Möglichkeiten, sich zu fordern. In jedem Haushalt fällt eine Menge Papierkram an. Bei dieser Gelegenheit können Sie alle Unterlagen auf Aktualität prüfen, Unwichtiges aussortieren und entsorgen. Die neu sortierten Papiere können Sie nun sinnvoll ordnen. Sobald Sie damit fertig sind, können Sie den Rest der Wohnung oder des Hauses genau unter die Lupe nehmen und anfangen, Dinge, die Sie nicht mehr brauchen, auszusortieren. Das Aussortierte können Sie spenden, verschenken oder entsorgen, ganz wie Sie möchten. Es hat mehrere positive Effekte, wenn Sie nur noch die Dinge in Ihrem Hausstand behalten, die Sie wirklich brauchen und die Sie wirklich glücklich machen. Zum einen schaffen Sie mehr Platz in Ihren Regalen. Alles erscheint luftiger und in Ihrem Kopf wird ebenfalls eine Veränderung stattfinden. Mit jedem Teil, das Ihr Haus verlässt, fühlen Sie sich wohler und befreiter. Das kann gerade in schwierigen Zeiten eine reine Wohltat für die Seele sein.

Natürlich wollen Sie Ihre Zeit nicht nur mit Aufräumen verbringen. Daher nehmen Sie sich doch mal wieder ein gutes Buch zur Hand. Entweder eins, das Sie schon einmal durchgelesen haben oder eins, das Sie schon lange im Schrank stehen haben, aber bisher nicht dazu gekommen sind, es zu lesen. Vielleicht werden Sie kreativ und fangen das Zeichnen an oder malen ein Bild. Das beruhigt in aufwühlenden Zeiten und lässt Sie auf andere Gedanken kommen. Zeit mit Ihrer Familie ist ein Segen in der schweren Zeit. Genießen Sie die Gesellschaft Ihrer Familie. Machen Sie einen Spieleabend und haben Sie so viel Spaß wie möglich. Sie werden nichts weiter tun können, warum also nicht ein wenig Spaß haben und die Zeit mit Ihren Liebsten in Harmonie, so gut wie es geht, verbringen?

KÖRPERLICHER AUSGLEICH

Beschäftigung finden wir nicht nur, indem wir unseren Geist stimulieren. Unser Körper ist ein Wunderwerk, der sich gerne in Bewegung setzt. Es ist nichts Neues, dass Sport etwas Gutes für uns ist. Unser Körper braucht diese Bewegung, um gesund zu bleiben. Ohne einen gesunden Körper können wir geistig nicht gesund bleiben. Bei sportlichen Aktivitäten wird unser Gehirn besser durchblutet, wodurch mehr Sauerstoff in unser Nervenzentrum fließt und wir besser nachdenken können. In extremen Situationen haben wir allerdings andere Sorgen als das tägliche Sportprogramm. Wir sorgen uns um die Zukunft und um unsere Familie. In dem Augenblick kann es genau richtig sein, sich einmal körperlich zu verausgaben, um alle Sorgen abzuschütteln und den Kopf frei zu bekommen. Dazu müssen Sie auch nicht unbedingt das Haus verlassen. In vielen Haushalten steht mittlerweile ein Hometrainer. Die meisten stehen eher unbeachtet im Keller, warum also nicht das Herz-Kreislauf-System ein bisschen fordern, indem Sie in Ihrem Wohnzimmer in die Pedale treten. Ein kleines Home-Workout kann ebenfalls Wunder wirken. Dazu zeigen wir Ihnen ein paar Übungen, die Sie ins Schwitzen bringen.

Planke

Die Planke ist eine hervorragende Übung, die vor allem unsere Rumpfmuskulatur in Anspruch nimmt. Dazu legen Sie sich zunächst auf den Bauch. Anschließend stützen Sie Ihre Unterarme im rechten Winkel zu den Oberarmen auf den Boden auf. Achten Sie darauf, dass sich die Ellenbogen unter den Schultern befinden. Nun stellen Sie Ihre Zehen auf und ziehen den Bauch nach oben. Ihre Beine, Ihr Gesäß und Ihre Schultern bilden nun eine Linie und Sie stützen sich nur auf Ihren Unterarmen und Ihren Zehen ab. Spannen Sie Ihre Bauchmuskeln und Ihr Gesäß an, um möglichst stabil zu bleiben und den Rücken zu schonen. Sollte das zu schwer sein, können Sie die Knie ebenfalls absetzen und so zusätzlichen

Halt schaffen. Halten Sie diese Position so lange wie möglich.

Squads

Eine herrliche Übung, das Herz-Kreislauf-System in Schwung zu bringen, sind Squads, auch Kniebeugen genannt. Dazu stellen Sie Ihre Füße etwas breiter als hüftbreit auf. Die Zehen zeigen dabei leicht nach außen. Ziehen Sie den Bauchnabel ein und beugen Sie die Knie leicht. Dann gehen Sie in die Knie, indem Sie Ihre Hüften nach hinten schieben. Der Oberkörper bleibt währenddessen absolut gerade und bewegt sich quasi nur nach unten, aber nicht nach vorne. Schauen Sie während der Übung nach vorne, der Kopf bleibt gerade, damit auch der Rücken gerade bleibt. Während Sie die Hüften nach hinten schieben, bewegen sich Ihre Knie leicht in Richtung der Zehenspitzen. Bringen Sie die Hüften auf Kniehöhe, um sich anschließend wieder mit der Kraft der Beinmuskulatur nach oben zu drücken. Achten Sie darauf, die Beine nie vollständig durchzudrücken. Das ist für das Knie nicht gesund und kann zu ernsten Verletzungen führen. Diese Übung führen Sie also für eine Minute so lang aus, wie Sie können, in dem Tempo, das sich für Sie richtig anfühlt. Schauen Sie, wie viele Kniebeugen Sie in einer Minute schaffen. Sie werden merken, wie warm Ihnen nach der Übung ist. In unseren Beinen stecken die größten Muskeln in unserem ganzen Körper. Atmen Sie ein, während Sie die Knie beugen und atmen Sie aus, während Sie sich wieder nach oben drücken. Schütteln Sie Ihre Beine nach der Übung aus, um Verkrampfungen zu vermeiden.

Yoga

Für diejenigen, die es gerne etwas ruhiger angehen möchten, empfiehlt sich Yoga. Sollte der Strom noch vorhanden sein, können Sie Ihren Horizont erweitern, indem Sie diese außergewöhnliche Sportart ausprobieren. Yoga hilft nicht nur dabei, sich körperlich zu verausgaben, sondern sorgt dafür, dass wir uns während der Übungen nur auf uns selbst konzentrieren. Es hilft dabei, zur Ruhe zu kommen und den ganzen Körper einmal von Verspannungen zu lösen. Auf der bekanntesten Videoplattform gibt es viele Anbieter von kostenlosen Yoga Flows, die jeweils eine bestimmte Muskelgruppe ansprechen oder besonders entspannend oder kraftaufbauend sind. Von Übungen, die das Fett zum Schmelzen bringen, bis geführte Meditation in Kombination mit Übungen ist alles dabei. Selbst eine Yoga-Morgenroutine lässt sich finden. Das Angebot ist groß und so können Sie sich für jemanden entscheiden, den Sie sympathisch finden.

Bewegung an der frischen Luft

Nutzen Sie jede Gelegenheit, die sich Ihnen bietet und gehen Sie an die frische Luft, sofern es gestattet ist, das Haus zu verlassen. Bewegen Sie sich draußen, entweder durch einen Spaziergang oder wenn Sie wollen mit einem Power Walk oder joggen Sie sogar. Die Bewegung an der frischen Luft wird Ihnen dabei helfen, den Kopf frei zu bekommen und den Stress der gegenwärtigen Situation abzubauen. Wenn Sie das Haus nicht verlassen können und Türen und Fenster geschlossen halten müssen, dann kann Ihnen eine Meditation dabei helfen, wieder zu sich selbst zu finden. Dabei konzentrieren Sie sich vor allem auf die Atmung und können Körper und Geist entspannen. Es gibt viele Möglichkeiten für eine Meditation. Wenn Sie zum ersten Mal meditieren, gibt es im Internet viele kostenlose Möglichkeiten von geführten Meditationen. Diese bieten Ihnen eine gute Anleitung und Sie brauchen sich keine Gedanken über das weitere Vorgehen machen. Für den Anfang ist das Meditieren und das alleinige Konzentrieren auf die Atmung sehr schwer. Die außergewöhnliche Situation macht es nicht gerade leichter zu entspannen. Geben Sie sich Zeit und setzen Sie sich nicht unter Druck. Es ist eine Ausnahmesituation und Sie sollten nichts unversucht lassen, um möglichst normal weiter zu machen. Andernfalls kann es sehr schnell passieren, dass Sie unausgeglichen werden oder sogar in Depressionen verfallen.

Körperliche Ertüchtigungen helfen Ihnen dabei, dem entgegenzuwirken. Beim Sport werden Endorphine freigesetzt, die die Stimmung heben und Sie glücklicher machen.

DEN ALLTAG MEISTERN

In einem Katastrophenfall, wie einer weltweiten Pandemie, kann es passieren, dass der Gang nach draußen nur unter strengen Regeln erfolgen darf. Es kann durchaus sein, dass Ihnen untersagt wird, zur Arbeit zu gehen. Spielplätze, Kindergärten und Schulen können geschlossen werden und Sie sind gezwungen, den Großteil des Tages zu Hause zu verbringen. Was sich erst mal nach einem angenehmen Urlaub anhört, kann innerhalb von wenigen Tagen zu einem Alptraum werden. Sie und Ihre Familie wissen schnell nicht mehr, was Sie alles mit der Zeit anfangen sollen. Langeweile macht sich breit und Sie gehen sich gegenseitig auf die Nerven. Leben Sie allein, ist die Isolation eine der größten Strafen, die einem Menschen auferlegt werden kann. Menschen sind von Natur aus gesellig und niemand ist gern allein.

Daher ist es wichtig, in dieser undurchsichtigen und aufwühlenden Zeit ein paar Strukturen zu schaffen, die Ihnen und Ihrer Familie den Alltag erleichtern sollen. Wenn also der sonst strukturierte Alltag plötzlich stillsteht, ist die Versuchung groß, einfach in den Tag hineinzuleben. Wir können schließlich ausnahmsweise einmal ausschlafen und wir haben gefühlt unendlich viel Zeit und niemand stresst uns. Doch so lassen wir wertvolle Lebenszeit verstreichen, die wir eigentlich mit sinnvolleren Dingen verbringen könnten. Die Gelegenheit ist günstig, sich mit Dingen zu befassen, für die Sie ansonsten weniger Zeit zur Verfügung hätten. Das kann die ungeliebte Steuererklärung sein, das Aussortieren alter Kleidung und Gegenständen, die Sie nicht mehr benötigen oder das Schreiben von einem Tagebuch.

Wenn wir allerdings anfangen, morgens nicht mehr den Schlafanzug auszuziehen und den ganzen Tag in alten, aber bequemen Klamotten verbringen, breitet sich schnell eine Lethargie aus und die Motivation etwas zu schaffen, sinkt gegen Null. Es ist der perfekte Zeitpunkt, sich eine neue Morgenroutine anzugewöhnen. Routinen helfen uns dabei, wertvolle Energie für wichtige Dinge zu sparen. Wenn wir jeden Morgen das Gleiche tun, ohne darüber nachzudenken, fällen wir keine Entscheidung darüber, was wir gleich morgens als Erstes tun sollen. Denn es steht längst fest, was getan wird. Sie entscheiden dabei, wie Ihre Routine aussehen soll. Vielleicht haben Sie sogar schon eine Routine, ohne dass Sie es wissen. Machen Sie jeden Morgen das Gleiche? Aufstehen, anziehen, Zähne putzen, Kaffee kochen? Dann haben Sie vielleicht schon eine Routine, die Ihnen den Alltag leichter macht. Idealerweise integrieren Sie etwas Sport in Ihre Morgenroutine, um geistig und körperlich fit zu bleiben. Behalten Sie diese Routine auf jeden Fall bei, auch wenn es für Sie nicht sinnvoll erscheint. Irgendwann wird die Krise überstanden sein und wenn Sie an der Routine festhalten, wird Ihnen der Einstieg in den normalen Alltag leichter fallen.

In einem Mehrpersonenhaushalt ist es ebenfalls wichtig, Regeln aufzustellen. Diese Regeln sollten gemeinsame Zeiten für die Familie beinhalten, aber auch Zeit für jeden Einzelnen für sich selbst. Es müssen individuelle Freiräume eingehalten werden und Strukturen geschaffen werden, in der sich jedes Familienmitglied wohlfühlt. Sie werden viel Zeit miteinander verbringen und die Freiräume, die es sonst täglich gab, indem man sich auf den Weg zur Schule oder zur Arbeit befand, gibt es nicht mehr. Eine gute Kommunikation ist an dieser Stelle enorm wichtig. Klären Sie in offenen Gesprächen, was Sie sich wünschen und was die Bedürfnisse der restlichen Familienmitglieder sind. Es sollten Grenzen respektiert werden, die jedes einzelne Familienmitglied zieht. Es sollte respektiert werden, wenn sich jemand in sein Zimmer zurückzieht, um mit sich selbst allein zu sein. Die Situation ist an sich schon schwierig genug, noch schwieriger wird es, wenn individuelle Bedürfnisse nicht verstanden werden und es deswegen zum Streit in der Familie kommt.

Strukturen können Sie leicht schaffen, indem Sie zum Beispiel feste Termine im Alltag festlegen.

Dazu gehören zum Beispiel die Essenszeiten. Setzen Sie feste Essenszeiten an, an die sich die ganze Familie zu halten hat. Frühstück, Mittagessen und Abendessen gehören der Familie. So haben Sie alle Familienmitglieder am Tisch und können sich während des Essens austauschen. Eine feste Abendruhe sollte ebenfalls eingeführt werden. Ab einer bestimmten Uhrzeit sollten die Lichter ausgeschaltet werden. Das hört sich sehr nach Ferienlager an, wird Ihnen und Ihrer Familie aber dabei helfen, den Alltag zu bewältigen. Eine feste Struktur vermittelt Sicherheit. Das Gefühl der Sicherheit leidet selbstverständlich unter einer Katastrophe und so werden Sie es Ihrer Familie leichter machen. Sie sorgen dafür, dass Sie sich orientieren können und nicht mental in ein Chaos stürzen.

Sie selbst sollten besonders auf sich achten, denn Sie sind für Ihre Familie verantwortlich. Schaffen Sie sich einen Rückzugsort und eine Zeit, die nur Ihnen gehört. Wenn Sie im Laufe des Tages keine Ruhe dafür finden, dann nehmen Sie sich die Zeit, wenn alle Familienmitglieder noch schlafen. Das kann morgens sein, bevor alle aufstehen, oder abends, wenn die Familie bereits zu Bett gegangen ist. Diese Zeit wird Ihnen dabei helfen, Ruhe zu bewahren und die Eindrücke des Tages zu verarbeiten. Gönnen Sie sich eine Zeit, in der Sie etwas tun, das Ihnen Freude bereitet und bei dem Sie idealerweise die Zeit und das, was um Sie herum passiert, vergessen können. Dieser Ausgleich ist besonders wichtig für ein ausgeglichenes Gemüt. Es wird Ihnen die Kraft geben, weiterzumachen. Es gibt Ihnen die Motivation, jeden Tag aufzustehen und für sich und Ihre Familie stark zu sein. Wenn Sie keine Kraft mehr haben, können Sie auch nicht mehr für andere da sein. Es ist gesund, ein wenig an sich selbst zu denken und vor allem sich selbst nicht zu vergessen. Niemand hat etwas davon, wenn Sie vor Erschöpfung, sei sie körperlich oder mental, nichts mehr tun können.

Wenn Sie genug Energie haben, kümmern Sie sich gerne um Ihre Mitmenschen. Es wird mit Sicherheit Menschen in Ihrem Umfeld geben, die nicht so gut mit der Situation zurechtkommen und auf Hilfe angewiesen sind. Sie sollten sich auf keinen Fall aufopfern, doch Ihre Hilfe ist sehr wertvoll in der schwierigen Zeit. Das Helfen von Ihren Mitmenschen erzeugt in Ihnen ein gutes Gefühl und stärkt die Gemeinschaft. Vielleicht haben Sie Nachbarn, denen es nicht so gut geht. Es müssen keine großen Taten sein, die kleinen Gesten sorgen schon dafür, dass sich die Menschen besser fühlen. Geben Sie etwas ab, von dem Sie mehr als genug haben oder helfen Sie bei Einkäufen und der Beschaffung von Wasser und Lebensmitteln. Ein kleiner Beitrag macht Sie nicht nur zufriedener, sondern lässt Freundschaften entstehen, die ein Leben lang halten können. Wenn Sie Ihre Nachbarn bisher nicht kannten, können Sie nun froh sein, dass Sie Menschen in Ihrem Umfeld haben, die Sie unterstützen und auf dessen Unterstützung Sie ebenfalls zählen können. Damit sind Sie nicht allein und können mit den Menschen in Kontakt bleiben.

Eins ist am Ende sicher, der Alltag wird wieder zurück in Ihr Leben finden. Es kann ein paar Tage dauern, die schnell überstanden sind. Oder es handelt sich um mehrere Wochen Ausnahmezustand, nachdem das komplette Leben auf den Kopf gestellt wurde. Sie können zwar jetzt noch nicht absehen, wie lange es dauern wird. Doch früher oder später sind Krisen überwunden. Um für diese Zeit gut vorbereitet zu sein, sorgen Sie dafür, dass Sie gesund und munter bleiben. Sie werden die Energie benötigen, um nach der Krise Ihr Leben wiederaufzubauen.

Nach der Krise

Endlich ist es soweit. Der Tag ist da, an dem Sie wieder in Ihr Haus zurückkehren können. Es ist der Moment, auf den Sie so lange und so sehnlichst gewartet haben, dass Sie schon fast vergessen haben, wie es eigentlich ist, ein normales Leben zu führen. Sie werden sich vielleicht merkwürdig vorkommen, jetzt da alles überstanden ist. Vielleicht haben Sie Menschen verloren, die Ihnen sehr viel bedeutet haben. Das Urvertrauen, dass am nächsten Morgen alles noch so ist, wie Sie es am Abend vorher hinterlassen haben, kann erschüttert worden sein. Geben Sie sich in jedem Fall die Zeit, die Sie brauchen. Niemand setzt Sie unter Druck und erwartet, dass Sie sofort wieder in den Alltag zurückkehren.

HILFE SUCHEN, ANNEHMEN UND GEBEN

Wenn alles wieder langsam zur Normalität zurückkehrt, muss sich unser Körper und unser Geist erst einmal wieder auf die neue Situation einstellen. Je nach Dauer der außergewöhnlichen Umstände kann es mindestens genauso lange dauern, bis wir wieder zu unseren alten Gewohnheiten und Tagesabläufen zurückfinden. Es kann aber genauso gut sein, dass Sie nicht mehr in Ihr altes Leben zurückfinden. Das Meistern einer solch strapaziösen Situation bewirkt Veränderungen in unserem Denken und in unserem Verhalten.

Das bisherige Wertesystem wird in Frage gestellt und neu beurteilt. Wahrscheinlich haben Sie in Ihren Nachbarn, die vorher Fremde waren, neue Freunde gefunden. Vielleicht haben Sie festgestellt, dass Sie weniger zum Leben brauchen, als Sie es vor der Krise für möglich gehalten hätten. Möglicherweise brauchen Sie weniger zu Ihrem Lebensglück, als Sie sich ausgemalt haben. Sie möchten Ihrem Leben wieder einen Sinn geben, den Sie während der Katastrophe verloren haben. Diese Veränderungen können beängstigend sein und sie können Sie sehr aus der Bahn werfen. Suchen Sie sich einen Ansprechpartner, der Ihre Situation verstehen kann und Ihnen vielleicht sogar hilft, das Erlebte zu verarbeiten. Es muss nicht zwangsläufig ein Therapeut sein. Wenn Sie das Bedürfnis zum Reden haben, suchen Sie Gleichgesinnte oder Menschen, die Ähnliches oder das Gleiche erlebt haben. Sie können sich darüber austauschen, was Sie bewegt und welche Schwierigkeiten Sie zu bewältigen hatten. Sie können darüber reden, welche Auswirkungen die Katastrophe auf Sie und Ihr Leben hatte. Hilfe suchen und Annehmen ist kein Zeichen von Schwäche. Es ist das größte Zeichen von Stärke, sich seiner Makel bewusst zu sein und sich im Zweifel helfen zu lassen. Es kann aber auch sein, dass es Ihnen mehr oder weniger gut geht. Dann haben sie eine große mentale Stärke.

Nutzen Sie diese Stärke und seien Sie für die Menschen in Ihrem Umfeld da. Manche Menschen sind mental stärker als andere. So hat jeder seine Stärken und Schwächen, die in einer Gemeinschaft ausgeglichen werden können. Während die einen besser reden, können andere besser zuhören. Seien Sie für Ihr Umfeld eine Stütze, indem Sie Ihre Stärken einsetzen. Unterstützen Sie bei dem Wiederaufbau Ihrer Gemeinde und stärken Sie das Gemeinschaftsgefühl. Gemeinsam können Sie mehr bewirken, als es viele Einzelne jemals können. Einen weiteren positiven Effekt bewirkt das Helfen und Unterstützen Ihrer Mitmenschen. Es macht Sie glücklich und stimmt Sie zufrieden. Sie geben Ihrem Leben wieder einen Sinn, wodurch Ihre Zweifel an sich selbst ausgeräumt werden können. Es wird Sie dabei unterstützen, wieder zurück in ein normales Leben zu finden.

RÜCKKEHR ZUR NORMALITÄT

Es ist also an der Zeit, dass Sie sich wieder ein normales Leben aufbauen. Wenn Sie Ihr Zuhause verloren haben, versuchen Sie, nicht in einer

Notunterkunft unterzukommen. Fragen Sie Freunde oder Bekannte, ob Sie für eine Zeit bei ihnen leben dürfen, bis Sie sich wieder etwas aufgebaut oder eine neue Wohnung gefunden haben. Überlegen Sie sich, ob Sie in der gleichen Gegend wohnen bleiben möchten, in der Sie vorher gewohnt haben. Vielleicht ist es für Sie leichter, sich eine neue Stadt auszusuchen. Sie können sich frei entscheiden, wo Sie Ihr neues Leben aufbauen möchten.

Die Krise ist eine Chance für Sie, neu anzufangen. Dafür brauchen Sie zunächst Geld. Es kann sein, dass Sie Ihrer gewohnten Arbeit nicht mehr nachgehen können, daher müssen Sie sich eine neue Anstellung suchen. Sie können kleine Jobs annehmen, um erst einmal wieder zurück in den normalen Alltag zu finden. Sie können damit ein kleines Einkommen erzielen und so eine neue Grundlage Ihrer Existenz schaffen. Informieren Sie sich bei Ihrer Versicherung, welche Unterstützung Sie von Ihrer Gesellschaft zu erwarten haben. Informieren Sie sich außerdem bei Ihrer Gemeinde und beim Bund, welche Hilfen Sie gegebenenfalls in Anspruch nehmen können. Idealerweise haben Sie vor der Krise einen kleinen Notgroschen angespart, von dem Sie jetzt zehren können. Sie sollten die Übergangszeit nutzen, um sich darüber klar zu werden, was Sie sich vom Leben wünschen und welche Träume Sie vielleicht längst vergessen hatten und nun umsetzen wollen. Es steht Ihnen dabei nichts im Weg.

Die unzähligen Möglichkeiten, die Sie haben können, Sie jedoch ausbremsen. Zu viele Möglichkeiten paralysieren uns. Wir versuchen immer, die beste Entscheidung zu treffen, aber das Geheimnis ist, dass es keine ultimative richtige Entscheidung gibt. Wir können Entscheidungen nur aufgrund von Erfahrungen treffen. Da wir aber nicht in die Zukunft sehen können, sind wir nicht in der Lage, die richtige Entscheidung zu treffen. Wir können uns nur für einen Weg entscheiden, ihn gehen und dann sehen, ob es ein guter Weg oder ein schlechter Weg war.

Das Gute daran ist, dass Sie jederzeit die Richtung ändern können, in die Sie gehen. Gehen Sie in sich und orientieren Sie sich erst mal neu.

Schreiben Sie in Ruhe eine Liste mit all den Dingen, die Ihnen gerade wichtig erscheinen. Treffen Sie dann eine Entscheidung, ganz egal welche. Denn etwas zu tun ist besser, als nichts zu tun. Tun Sie möglichst viele Dinge, die Ihnen Freude bereiten. Machen Sie eine kleine Reise, um sich von dem Geschehen zu erholen. Vielleicht unternehmen Sie einen Städtetrip oder fahren in die Berge, um mal etwas anderes zu sehen. Es muss kein dreiwöchiger Luxusurlaub in der Karibik sein, um sich abzulenken. Ein kleiner Tapetenwechsel wird Ihnen sicherlich guttun und Sie zur Ruhe kommen lassen. Dafür eignet sich ebenfalls eine kleine Reise ans Meer oder an den See.

Treffen Sie Menschen, die Sie mögen und unternehmen Sie möglichst viele Aktivitäten, bei denen Sie entspannen können. Sie haben eine besonders schwere Zeit hinter sich gebracht und haben es verdient, einmal durchzuatmen. Genießen Sie die Kleinigkeiten, die Ihren Alltag zu etwas Besonderem machen. Genießen Sie die neuen Möglichkeiten, die Sie während der Krise nicht hatten. Bleiben Sie in Bewegung und bleiben Sie auf keinen Fall stehen. Nur wenn Sie in Bewegung bleiben und Entscheidungen treffen, können Sie an Ihren Entscheidungen wachsen.

VORRÄTE ANLEGEN

Wir können nicht wissen, was uns in der Zukunft erwartet. Wir können uns nur darauf verlassen, was wir selbst tun. Sie haben eine Krise überstanden und dafür waren Sie selbst verantwortlich. Sie haben Ihr Bestes gegeben und waren so gut es ging vorbereitet. Genießen Sie die sich wiedereinstellende Normalität aber vergessen Sie nicht, sich demnächst Ihren Vorbereitungen zu widmen. Sie haben sich Ihr Leben wiederaufgebaut. Doch sollten Sie nicht vergessen, dass eine gute Vorbereitung der Schlüssel war.

Daher beginnen Sie wieder am Anfang. Gehen Sie Ihr Vorratslager durch und prüfen Sie, was Ihnen fehlt und was noch da ist. Stocken Sie Ihren Wasservorrat auf, sodass wieder genug Wasser für mindestens 14

Tage in Ihrem Vorrat zu finden ist. Sie wissen, was nun zu tun ist. Reflektieren Sie die Zeit in der Katastrophe, wie Sie zurechtgekommen sind oder was Ihnen eventuell gefehlt hat. Lernen Sie aus den Erfahrungen, die Sie sammeln mussten. Es sind wertvolle Informationen, die Ihnen beim nächsten Mal nützlich sein können. Stellen Sie sich die Frage, was gut funktioniert hat und was nicht und beziehen Sie die Ergebnisse in Ihre Planung ein.

Teil II – Überleben in der Wildnis

Der beste Weg, um in der wilden Natur zu überleben, ist es, darauf vorbereitet zu sein, in der Wildnis überleben zu müssen. Waghalsig wäre es, einfach loszulaufen und sich ohne Kenntnisse und ohne Ausrüstung in die Natur zu begeben. Bereits auf einem Gebiet von zwei mal zwei Kilometern können wir uns hoffnungslos verlaufen. Zunächst sollten wir uns also überlegen, wie es passieren kann, dass wir mitten im Nirgendwo landen und wie wir uns in solchen Situationen verhalten. Dann werden wir darüber sprechen, welche Maßnahmen Sie ergreifen können, um möglichst schnell zurück zur Zivilisation zu finden und was Sie tun können, wenn Sie sich verletzt haben.

VORBEREITUNGEN FÜR EINE WANDERUNG

Eine Wanderung ist eine schöne Sache. Während der Körper in Bewegung bleibt, schaltet unser Geist langsam ab und kommt zur Ruhe. Wir können den hektischen Alltag vergessen und uns ganz auf uns und unseren Weg, der vor uns liegt, konzentrieren. Eine Wanderung durch Gebiete, die Sie bereits erkundet haben, ist natürlich nicht so spannend wie der Aufbruch in ein kleines Abenteuer und dabei neue Wege zu ergründen. Es liegt in unserer Natur etwas Neues sehen zu wollen und so finden wir uns schnell auf einem Weg, den wir nicht kennen, in einer Umgebung, die uns völlig fremd ist. Sehr schnell können wir von unserem geplanten Weg abkommen und uns schlimmstenfalls verlaufen. Daher müssen wir uns darauf vorbereiten, für die unwahrscheinliche, aber doch mögliche Situation, dass wir mitten im Nirgendwo auf uns allein gestellt sind.

Die richtige Ausrüstung

Bereiten wir uns also auf dieses unwahrscheinliche Szenario vor. Das beginnt schon bei der richtigen Ausrüstung. Diese richtet sich immer danach, wie lange Sie unterwegs sind. Eine mehrtägige Wanderung erfordert mehr Ausrüstung als eine kleinere, die in ein paar Stunden bewältigt wird. Zu der Grundausrüstung gehört in jedem Fall bequemes und festes Schuhwerk, das am besten Ihre Knöchel schützt. Das ist besonders empfehlenswert, wenn Sie unwegsames Gelände passieren müssen. Sie beugen damit Verletzungen vor. Neben geeigneten Schuhen brauchen Sie dem Wetter entsprechende Kleidung. Im Sommer sollten Sie auf ausreichenden Sonnenschutz achten. Damit sind nicht nur Kopfbedeckungen gemeint, sondern unter anderem T-Shirts, die Ihre Schultern vor dem Verbrennen schützen. Eine Sonnenbrille, gegebenenfalls in Ihrer Sehstärke, eignet sich gut, um die Augen vor übermäßig einfallenden UV-Strahlen zu schützen. Bei schlechtem Wetter empfiehlt sich eine wasserdichte Regenjacke, die selbst starken Regenfällen trotzt und nicht durchweicht. Eine zusätzliche Fleecejacke kann Sie bei kühleren Temperaturen vor der Kälte schützen. Ein Rucksack gehört bekanntermaßen zu der Standardausrüstung eines Wanderers. Der Inhalt variiert natürlich je nach Dauer der Wanderung.

Für einen Tagesausflug befinden sich neben ausreichend Wasser für den Tag auch ein paar Lebensmittel, die sich gut mitnehmen lassen. Müsliriegel, Reiswaffeln, Nüsse, frisches Obst und Gemüse, Trockenfrüchte oder, wenn Sie es mögen, Trockenfleisch. Was in Ihrem Gepäck auf keinen Fall fehlen darf, ist eine Reiseapotheke. Der Inhalt besteht aus Verbandmaterial und Pflaster, einer Rettungsdecke, Sonnencreme, Desinfektionsmittel, einer Zeckenzange, Blasenpflaster, Wundheilsalbe und einer kleinen Schere. Es sollten sich darin ebenfalls Schmerz- und Fiebermittel, von Ihnen benötigte Medikamente, ein Mittel gegen Übelkeit und Durchfall und falls benötigt ein Medikament gegen Allergien befinden. Die Medikamente müssen nicht in der Menge eingepackt werden, dass Sie davon mehrere Monate zehren können. Ein kleiner Vorrat für ein paar Tage reicht völlig aus, denn es handelt sich lediglich um eine Vorbereitung für den Notfall. Ein weiteres Hilfsmittel, das einen Platz in Ihrem Rucksack finden sollte, ist ein kleines Messer. Das kann ein Schweizer Taschenmesser oder ein anderes Messer sein. Allerdings müssen Sie hier das geltende Waffengesetz beachten. Nach diesem darf die Klingenlänge nicht über 12 cm lang sein und nur mit beiden Händen zu öffnen und schließen sein. Informieren Sie sich vor dem Kauf in einem Geschäft oder im Internet über die geltenden Gesetze. Ein Messer kann Ihnen ein nützliches Hilfsmittel sein, mit dem Sie Äste zerkleinern und Schnitzen können.

Etwas sehr Wichtiges und was auf gar keinen Fall im Gepäck fehlen darf, ist eine Taschenlampe und je nach Modell entsprechende Batterien. Selbst wenn Sie tagsüber unterwegs sind, kann es passieren, dass Sie sich auf dem Weg verlaufen und die Dunkelheit anbricht. Daher sollten Sie auf alle Fälle ein Leuchtmittel mit im Gepäck haben. Mittlerweile gibt es praktische Handscheinwerfer, die mit gewissen technischen Raffinessen ausgestattet sind. Diese können unter anderem in verschiedenen Stärken für Licht sorgen oder auch ein SOS Signal ausstrahlen, mit dem Sie leichter gefunden werden können. Außerdem sind diese Scheinwerfer teilweise über USB aufladbar und benötigen keine zusätzlichen Batterien. Das spart Ihnen etwas Gewicht im Wandergepäck. Ein weiterer Vorteil ist die Möglichkeit, das Smartphone über den Scheinwerfer aufzuladen. Das kann im Notfall hilfreich sein, wenn nach einer langen Tagestour der Akku schwach macht und Sie damit vollständig von der Außenwelt abschneidet. So behalten Sie die Chance, sich mit dem GPS zu orientieren oder einen Notruf zu verständigen.

Ein kleines, aber wertvolles Hilfsmittel ist das Feuerzeug. Für das Ansenken von offenen Nähten oder Schnürsenkeln kann Ihnen der kleine Alltagshelfer sehr von Nutzen sein. Besonders hilfreich wird Ihnen das Feuerzeug aber sein, wenn Sie sich verlaufen haben und ein

Lagerfeuer entzünden müssen, um sich zu wärmen.
Checkliste Rucksack:

o Wasser für den Tagesbedarf
o Lebensmittel (Nüsse, Obst, belegte Brote)
o Wasserflasche
o Reiseapotheke
o Messer
o Taschenlampe
o Feuerzeug
o Sonnenbrille
o Notfallpfeife
o Liste mit Notfallkontakten

Wir haben nun den Rucksack gepackt und sind bereit für das Abenteuer. Bevor Sie sich aufmachen, informieren Sie Familie, Freunde oder Bekannte über Ihre Wanderpläne. Geben Sie Ihnen möglichst genau an, welche Strecke Sie zurücklegen wollen und wie viel Zeit Sie sich dafür nehmen möchten. Das mag Ihnen auf den ersten Blick die Abenteuerlust nehmen, könnte aber im Falle eines Unfalls Ihr Leben retten, wenn jemand weiß, wo Sie zu finden sind. Checken Sie vor dem Aufbruch Ihren Akkustand und laden Sie Ihr Smartphone vollständig auf, damit Sie unterwegs nicht plötzlich mit leeren Batterien dastehen. Vielleicht drucken Sie sich, wenn Sie eine Kartenfunktion Ihres Smartphones nutzen, eine grobe Karte aus und legen Sie sie in Ihren Rucksack, damit Sie unabhängig von Ihrem Smartphone sind. Sie sind nun bestens vorbereitet und können sich auf den Weg machen.

Überleben in der Natur

Am Anfang haben wir bereits darüber gesprochen, was der Mensch zum Überleben braucht. Das sind Lebensmittel, Wasser, Wärme und

Schutz. Sollte es passieren, dass Sie unterwegs einen Unfall haben oder verloren gehen, dann bewahren Sie als Erstes immer Ruhe. Sie haben einige Möglichkeiten, sich im Wald zu schützen und wieder zurück zur Zivilisation zu finden. Sich zu verlaufen oder verletzt und hilflos zu sein, wird Ihnen vor allem Angst machen und Sie vielleicht sogar in Panik versetzen. Atmen Sie also erst einmal tief durch und denken Sie in Ruhe nach. Was könnte Ihnen in der Situation gefährlich werden und wie können Sie sich schützen? Ihnen werden vermutlich als Erstes wilde und tollwütige Tiere einfallen, die in der Nacht über Sie herfallen können. Ein hartnäckiges Beispiel hält sich die Begegnung mit Wildschweinen, vor denen viele Menschen unbegründet Angst haben. Ja, es sind große Tiere und Sie können gefährlich werden, wenn Sie ihren Jungen zu nah kommen. Darüber müssen Sie sich aber keine Sorgen machen, wenn Sie bei Kontakt ruhig bleiben, nicht angreifen und vor allem keine hektischen Bewegungen machen, wie zum Beispiel wegrennen.

Tiere sind dem Menschen gegenüber scheu und suchen schnell das Weite, sobald sie den fremden Geruch von Menschen wahrnehmen. Schwieriger wird es, Nahrung zu beschaffen. Informieren Sie sich im Vorfeld über eine Handvoll essbarer Pflanzen. Lernen Sie, wie Sie die essbaren von den nicht essbaren unterscheiden. Suchen Sie sich ein paar Pflanzen aus, das wird für den Notfall reichen. Lassen Sie auf alle Fälle die Hände von unbekannten Kräutern und Beeren, da sie im Zweifel tödlich sein können.

In Ihrem Interesse sollten Sie so schnell wie möglich einen Weg zurück zu Ihrem Startpunkt oder in die nächste Stadt finden. Suchen Sie einen festen Orientierungspunkt, den Sie am besten zu jeder Zeit sehen können. Laufen Sie möglichst immer auf diesen Punkt drauf zu, um zu vermeiden, dass Sie im Kreis laufen. Eine gute Möglichkeit, den Weg zurück zu Menschen zu finden, ist an einem Fluss entlangzulaufen. Irgendwann werden Sie wieder auf ein Dorf treffen, denn Wasser ist lebenswichtig und so haben sich Menschen schon immer in der Nähe von

Wasser niedergelassen. Achten Sie darauf, dass Mond, Sterne und Sonne im Laufe der Stunden ihre Position verändern. Sollte es Nacht geworden sein und Sie befinden sich immer noch im Wald, wird es Zeit, sich über ein Nachtlager Gedanken zu machen. Dazu können Sie sich ein Bett aus Laub zusammensuchen. Das Laub sollte möglichst trocken sein, damit Sie nicht durchfrieren. Das Bett aus Laub sollte größer als Sie sein und ungefähr eine Höhe von 50 cm aufweisen. Anschließend können Sie mit den Füßen zuerst unter das Laub kriechen. Nicht nur ein Bett aus Laub kann Sie warmhalten, sondern auch Tannenzweige. Es gibt es paar Sorten, die Sie nicht stechen. Bei schlechtem Wetter müssen Sie sich einen Unterschlupf aus Ästen bauen.

Diesen können Sie mit einer Schicht aus Laub, die mehrere Zentimeter dick sein muss, um dicht zu sein, bedecken. In der Nacht ist es vor allem wichtig, dass Sie trocken und warm bleiben. Ein Lagerfeuer kann Sie warmhalten und wird eventuell von Förstern oder Jägern entdeckt. Es kann Ihnen Sicherheit geben und ein wenig Trost in der schwierigen Situation schenken. Doch ein richtiges Feuer zu machen ist eine kleine Kunst und es sind ein paar Dinge zu beachten, um Ihre Sicherheit und den Fortbestand des Waldes nicht zu gefährden. Die richtige Wahl der Feuerstelle ist entscheidend. So sollte sich im Abstand von mindestens drei Metern in allen Richtungen nichts Brennbares befinden. Der Boden sollte ebenfalls fest sein und möglichst nicht anfällig für Feuer sein und nicht einsinken können. Der Platz sollte windgeschützt sein, damit Sie das Feuer leichter entzünden können. Begrenzen Sie Ihre Feuerstelle mit Steinen oder Erde, um das Feuer unter Kontrolle zu halten. Sie haben keinerlei Möglichkeit, ein sich ausbreitendes Feuer zu löschen, daher sollten Sie mit größter Vorsicht vorgehen. Als Untergrund können Sie gleichmäßig große Äste in zwei Schichten über Kreuz legen, um das Feuer in Gang bringen zu können. Der nasse Boden kann ansonsten dafür sorgen, dass kein Feuer zustande kommt oder bald wieder erlischt. Das Feuer selbst muss erst entfacht und angezündet werden.

Wer schon mal einen Kamin in Gang gesetzt hat, weiß, dass zunächst Zundermaterial verwendet werden muss. Das sind trockene Nadeln, Laub oder Gräser, Holzspäne oder die Samen von Pflanzen. Holzspäne können Sie wunderbar mit Ihrem Messer aus größeren Ästen herstellen, indem Sie die Äste nach und nach in kleine Stücke schnitzen. Als Nächstes brauchen Sie möglichst dünne Zweige und ganz kleine Äste. Diese werden zu kleinen Bündeln gepackt und wie eine Art Tipi um das Zundermaterial aufgestellt. Achten Sie auf Lücken für die Sauerstoffzufuhr und dass alles möglichst stabil steht. Als Letztes brauchen Sie Brennmaterial in verschiedenen Größen. Achten Sie darauf, dass die Äste unterschiedlich dick, aber größtenteils trocken sind. Diese stapeln Sie ebenfalls wie ein Zelt auf die kleineren Äste. Damit haben Sie eine gute Grundlage für Ihr Feuer geschaffen. Nun gilt es, das Lagerfeuer zu entzünden. Wenn Sie Streichhölzer im Gepäck haben, gehen Sie möglichst sparsam damit um. Entzünden Sie den Zunder möglichst an einer Stelle in Bodennähe und, wenn es geht, an mehreren Stellen gleichzeitig.

Sorgen Sie für eine ausreichende Sauerstoffzufuhr, indem Sie vorsichtig in die Glut pusten. Auf keinen Fall sollten Sie von oben pusten, sondern möglichst weit unten von der Seite. Als Nächstes sollte sich die zweite Schicht aus kleinen Ästen entzünden. Sobald dies geschafft ist, müssen sich die dickeren Äste entzünden. Sobald das Feuer brennt, legen Sie ausreichend Brennmaterial nach, damit sich immer wieder Material entzündet und es so größer wird und am Brennen gehalten wird. Achten Sie darauf, dass das Feuer eine ausreichende Größe erhält, damit es nicht so leicht wieder ausgeht. Es sollte aber auch nicht größer sein, als Sie es brauchen, um sich zu wärmen. Lassen Sie das Feuer selbstverständlich niemals aus den Augen und schlafen Sie auf keinen Fall in der Nähe der Flammen ein. Halten Sie ausreichend Abstand von den Flammen, sodass Ihre Kleidung kein Feuer fangen kann. Achten Sie auch auf die Windrichtung und den Funkenflug.

Besonders unsere Haare können schnell angesengt werden. Sobald

Sie das Feuer nicht mehr benötigen, sollten Sie es löschen. Dazu können Sie nasse Erde verwenden oder dem Feuer sein Material entziehen. Ist das Feuer erloschen, müssen Sie darauf achten, dass es keinen Brandherd mehr gibt und sich an der Stelle keine Hitze mehr bildet. Mit der Hand können Sie dies leicht kontrollieren. Wurzeln unter der Erde können ebenfalls Feuer fangen, daher sollte die Feuerstelle wirklich vollständig kalt sein. Zuletzt können Sie nasse Erde und Blätter über die Stelle verteilen, sodass Sie einen Platz hinterlassen, wie Sie ihn zuvor vorgefunden haben.

Ihr Notfallproviant wird bald aufgebraucht sein, daher brauchen Sie dringend vor allem Wasser. Trinken Sie niemals Wasser aus Pfützen oder Bächen. Der menschliche Körper ist an die Bakterien in diesem Wasser nicht gewöhnt und reagiert darauf sofort mit Magenverstimmungen oder schlimmeren Beschwerden. Dieses Wasser sollten Sie vor dem Verzehr reinigen bzw. abkochen. Wenn Sie eine Quelle finden, haben Sie Glück gehabt, dann können Sie das Wasser direkt trinken. Nahrung im Wald zu beschaffen ist im Sommer denkbar einfach. Der Wald ist in dieser Jahreszeit voll von Beeren und Wurzeln, die Sie ohne Bedenken verzehren können. Um sich über die essbaren Pflanzen zu informieren, besorgen Sie sich ein einfaches Buch mit den am weitesten verbreiteten heimischen Pflanzenarten. Dieses können Sie gegebenenfalls in Ihr Reisegepäck aufnehmen und damit immer dabeihaben.

VORBEREITUNGEN FÜR EINE LÄNGERE REISE

Der Alptraum auf der Straße, auf dem Weg in den Urlaub oder zu weit entfernten Freunden. Das Auto rattert, heult einmal auf und bleibt dann plötzlich stehen. Verwundert versuchen Sie, das Auto erneut zu starten aber nichts passiert. Die Ursachen können viele sein. Das Kaputtgehen der Wasserpumpe, das Versagen der Lichtmaschine oder das Reißen der Steuerkette. Vielleicht ist auch einfach der Tank leer, weil die Tankanzeige nicht richtig funktioniert. Jedenfalls stecken Sie nun mitten im

Nirgendwo fest, keine Spur eines Menschen oder eines anderen Autos. Das Erste, was Sie tun sollten, ist das Warndreieck in einem geeigneten Abstand zum Fahrzeug, auf einer Landstraße in 100 m Abstand, aufzustellen, um einen Unfall zu vermeiden. Schalten Sie außerdem das Warnblinklicht Ihres Fahrzeugs ein. Nun können Sie den Pannendienst oder Ihre Versicherung verständigen. Wenn nur der Akku Ihres Smartphones nicht leer wäre.

Diese Situation ist beängstigend, denn Sie wissen zunächst nicht, was Sie tun sollen. Die nächste Stadt ist bestimmt 20 km entfernt und Sie haben keine Möglichkeit, jemanden zu benachrichtigen. Was tun Sie jetzt? Machen Sie sich auf den Weg, in der Hoffnung möglichst bald jemanden zu treffen, der Sie telefonieren lässt oder bleiben Sie beim Wagen, in der Hoffnung, dass ein netter Mensch vorbeifährt, der Ihnen vielleicht helfen kann. Es ist vielleicht eiskalt oder gerade sehr heiß draußen, also ist diese Option ebenfalls nicht besonders attraktiv. So oder so ist es eine unangenehme Situation, die sich vermeiden lässt. Die meisten Menschen sind freundlich und hilfsbereit, doch manchmal haben wir das Pech, auf Menschen zu treffen, die es nicht gut mit uns meinen. Daher bereiten wir uns vor Beginn der Fahrt darauf vor, eventuell liegenzubleiben oder bei einem unerwarteten Vorfall gelassen bleiben zu können. Gerade, wenn Sie im Ausland unterwegs sind, stehen zwischen Ihnen und der benötigten Hilfe eine Sprachbarriere, die es zu überwinden gilt.

Nicht nur das Versagen des Autos kann ein Grund für einen ungeplanten Zwischenhalt sein. Kilometerlange Staus auf der Autobahn können ebenfalls dafür sorgen, dass Sie mehrere Stunden auf der Stelle verbringen. Passiert dies mitten im Hochsommer, ist die Situation nicht nur besonders nervenaufreibend, sondern auch gefährlich. Ebenso kann diese Situation im Winter zu Unterkühlung und unangenehmen Situationen führen. Falls Sie mit dem Bus unterwegs sind, kann das Gleiche passieren. Ein Unfall auf der Autobahn, diese wird komplett abgesperrt und nichts bewegt sich mehr. Sie müssen im Bus warten. Das gleiche

Szenario im Zug. Sie sitzen im ICE, als plötzlich eine Störung am Gleis den Zugverkehr stoppt. Sie sitzen im Zug für ein paar Stunden fest. Sie haben Hunger und an etwas zu trinken haben Sie auch nicht gedacht. Daher sprechen wir nun über ein paar kleine Vorbereitungen, die Ihnen im Notfall helfen könnten.

Für eine mehrstündige Auto-, Zug- oder Busreise können Sie ein paar Vorbereitungen treffen, die Ihnen das Leben im Notfall leichter machen. Zunächst bestimmen Sie den Zielort und die grobe Route der Reise. Welche Städte liegen auf Ihrem Weg und an welchen Stellen müssen Sie vielleicht umsteigen. Es kann auch passieren, dass Sie Anschlussbusse oder -züge verpassen und an einem einsamen Bahnhof ohne Einkaufsmöglichkeiten stranden. Die wichtigsten Etappen Ihrer Reise sollten also ebenfalls geplant werden. Dazu gehören auch Pausen. Diese sollten besonders bei längeren Autofahrten nicht außer Acht gelassen werden. Bestimmen Sie Zeitpunkt und Dauer der Pausen, um so einen groben Rahmen der Reise festzustecken. Suchen Sie sich Hotels und Fremdenzimmer auf Ihrer Route raus, in denen Sie im Notfall unterkommen könnten. Informieren Sie Freunde, Familie oder Bekannte, genauso wie bei einer Wanderung, von Ihrem Vorhaben. Erzählen Sie ihnen, wo Sie hinwollen, wie lange die Anreise und Abreise dauert und wann Sie wieder da sein werden. Falls Sie vermisst werden sollten, weiß jemand darüber Bescheid, wo Sie eigentlich sein wollten. Das kann wichtig sein, falls Sie sich unterwegs verletzen oder wirklich verloren gehen.

Bevor es losgeht, sollten Sie einen Notfallrucksack packen. Dieser Rucksack ist vor allem für Ihre Sicherheit da und unterstützt Sie im Fall einer ungeplanten Abweichung Ihrer Reisepläne. Dieser Rucksack muss nicht besonders groß sein, 20 - 40 Liter Inhalt reichen dabei völlig aus. Je nachdem, was Sie alles mitnehmen möchten, passen Sie die Größe entsprechend an. Zunächst sollte das Wichtigste einen Platz im Rucksack finden und das ist eine ausreichend große Wasserflasche. Idealerweise hat die Flasche mindestens ein Fassungsvermögen von 1,5 Litern. Besser wären noch 2 Liter bis 2,5 Liter. Sie können auch mehrere kleine Flaschen einpacken. Flüssigkeit ist für das Überleben absolut notwendig und darf in keinem Fall unterschätzt werden.

Ein erwachsener Mensch hat einen Bedarf von ungefähr 1,5 Litern am Tag. Wenn es besonders heiß ist oder wir körperlich aktiv sind, erhöht sich dieser Bedarf aufgrund des Flüssigkeitsverlustes durch Schwitzen. In einem Auto, welches in der prallen Sonne steht, steigt die Temperatur innerhalb weniger Minuten bei geschlossenen Fenstern auf über 50 °C an. Im Notfall werden Hilfskräfte Getränke verteilen, doch wie lange werden sie brauchen, bis sie Sie erreicht haben? Besser ist es, vorbereitet zu sein und ausreichend Wasser dabeizuhaben. Außerdem sollten Sie etwas Nahrung mitnehmen, die Ihnen für einen Tag ausreicht. Das sollten vor allem trockene Lebensmittel wie Reiswaffeln oder Zwieback sein, die nicht gekühlt werden müssen. Obst, Gemüse, Trockenfrüchte und Müsliriegel eigenen sich ebenfalls wunderbar als Reiseproviant. Es geht dabei darum, den Hunger stillen zu können, wenn keine Möglichkeit besteht, anderweitig etwas Essbares einzukaufen. Sie haben nun Wasser und ein paar Lebensmittel eingepackt. Eine gut ausgestattete Reiseapotheke mit Schmerzmittel, Verbandmaterial und einer Rettungsdecke gehören ebenfalls in den Rucksack. Taschentücher, Handdesinfektionsmittel und eine Powerbank sollten ebenfalls nicht fehlen. Für den Notfall sollten Sie auch etwas Bargeld einpacken. Sie sollten sich eine Liste mit Notfallnummern notieren. Auf der Liste sollten nahe Verwandte stehen, aber ebenso die Nummer des Giftnotrufs, eines Pannendienstes und der Versicherung.

Checkliste Notfallrucksack:

o Wasserflasche
o Wasser 1,5 Liter
o Nahrung für einen Tag

- o Notfallpfeife
- o Taschentücher
- o Desinfektionsmittel
- o Powerbank
- o Eine Liste mit Notfallnummern

Wenn Sie mit dem Auto unterwegs sind, können Sie darüber nachdenken, einen Handscheinwerfer mit Aufladefunktion zu kaufen. Geben Sie dem Scheinwerfer einen festen Platz im Auto, sodass dieser jederzeit griffbereit liegt und Sie ihn nicht vergessen können. Am besten liegen das Warndreieck, der KFZ-Verbandkasten und die Rettungsweste ebenfalls am gleichen Platz im Wagen. Im Notfall können Sie mit dem Scheinwerfer Ihr Smartphone aufladen und damit schnell in Kontakt mit einer helfenden Person treten. Wenn Sie sich eine Kiste in das Auto stellen, in die alle Notfallartikel einen Platz finden, brauchen Sie im Fall der Fälle nicht lange nach etwas suchen, sondern finden es direkt griffbereit in der Kiste. Neben dem Notfallrucksack sollten Sie auch eine Wolldecke in die Kiste legen. Diese kann Sie bei einem ungeplanten Aufenthalt wärmen. Die Rettungsdecken im Verbandkasten sollen zwar auch warmhalten, aber eine Wolldecke ist da wesentlich bequemer und Sie müssen die Wolldecke nach Gebrauch nicht ersetzen.

In Ihre Notfallkiste legen Sie am besten noch Küchenpapier, das Sie nutzen können, um den Ölstand Ihres Wagens zu checken. Außerdem sollten Sie Überbrückungskabel darin lagern, um im Falle einer schwachen Batterie Starthilfe zu bekommen. Die meisten Pannendienste haben ein solches Kabel, aber ein freundlicher Autofahrer kann Ihnen so ebenfalls Starthilfe geben. Als Letztes empfiehlt es sich, ein paar Plastiktüten mitzunehmen, in denen Sie Müll sammeln können oder bei Bedarf nasse Handtücher reinlegen.

Wenn Sie mit dem Zug unterwegs sind und dieser durch einen unerwarteten Vorfall auf den Gleisen halten muss, bewahren Sie als Erstes Ruhe. Das Zugpersonal wird Sie darüber informieren, wann mit einer Weiterfahrt zu rechnen ist. Ist die Weiterfahrt bis auf weiteres verschoben, werden vom Zugführer Anweisungen an die Passagiere ausgegeben. Halten Sie sich in jedem Fall an die Anweisungen des Personals und haben Sie Geduld. Das Zugpersonal wird alles in ihrer Macht Stehende tun, um eine baldige Weiterfahrt möglich zu machen. Beruhigen Sie gegebenenfalls andere Passagiere, die nicht so ruhig wie Sie bleiben können. Versichern Sie den Leuten, dass alles gut werden wird. Verlassen Sie auf keinen Fall den Zug, außer Sie werden explizit dazu aufgefordert. Bleiben Sie auf Ihrem Platz sitzen und vermeiden Sie, sich zu den Menschen zu gesellen, die sich in die Nähe des Zugführers begeben und diesen mit Fragen bombardieren. Sie werden auf jeden Fall bald über die aktuelle Lage informiert. Sie sollten dem Zugpersonal die Möglichkeit geben, ihre Arbeit zu machen. Diese Menschen sind für einen Ernstfall geschult worden und wissen, was in dieser Situation zu tun ist. Machen Sie sich bewusst, dass Sie keinen Einfluss auf diese Situation haben und nur das beeinflussen können, was Sie jetzt tun. Sie sind für die nächsten Stunden versorgt, da Sie Wasser und ein paar Lebensmittel eingepackt haben. Daher brauchen Sie sich keine Sorgen machen und können sich entspannt zurücklehnen. Lenken Sie sich ein bisschen durch Musik oder ein Buch ab und warten Sie geduldig auf die Weiterfahrt.

Checkliste Vorbereitungen:

o Reiseroute und Pausen planen
o Familie, Freunde oder Bekannte informieren
o Notfallrucksack
o Wolldecke
o Werkzeug

- o Plastiktüten
- o Handscheinwerfer
- o Überbrückungskabel
- o Destilliertes Wasser

BUSHCRAFT

Wer sich gerne in die Natur begibt, um dort einige Zeit zu verbringen, der betreibt das sogenannte Bush Crafting. Es handelt sich dabei um die Fähigkeit, in der Natur zu leben bzw. zu überleben. Dabei geht es darum, sich mit einer geeigneten Ausrüstung auf den Weg in die Natur zu machen und wieder zu lernen, mit dieser im Einklang zu leben. Der Unterschied zum Survival liegt darin, dass beim Bush Craft Ausrüstung verwendet wird, während es beim Survival darum geht, mit den Dingen zu überleben, die die Natur zur Verfügung stellt. Meistens wird nicht einmal ein Messer mitgenommen. Das ist natürlich eine sehr extreme Form des Überlebenstrainings und sollte nicht ohne Unterstützung ausgeübt werden. Ohne Kenntnisse in Bereichen der Nahrungs- und Wasserbeschaffung, Orientierung und das Finden eines geeigneten, geschützten Schlafplatzes ist es sehr gefährlich, allein und ohne Ausrüstung einen Survivaltrip zu unternehmen.

Hier geht es jetzt um das außergewöhnliche Bush Crafting. Was gibt es Schöneres, als sich fernab der Zivilisation der Natur zu widmen? Den sanften Klängen des Regens auf den Blättern eines Baumes zu lauschen oder den Bewohnern des Waldes, die ihrem täglichen Werk nachgehen. Was für ein großartiges Gefühl von Freiheit, einfach loszumarschieren, mit dem Rucksack auf dem Rücken, um sich von der Schönheit der Natur berauschen zu lassen. Keine festen Zeiten, so gut wie keine Regeln. Ein paar Dinge gibt es leider immer zu beachten, um ein gemeinsames Dasein mit der Natur weiterhin führen zu können. So sollten Sie zum Beispiel in jedem Fall sämtlichen Müll mitnehmen, der unterwegs durch leere Verpackungen, Essensreste oder Ähnliches anfällt.

Auf diesem Planeten gibt es mittlerweile mehr Müll im Meer als Menschen auf dem Land und so sollte jeder seinen Beitrag leisten und den Fußabdruck, den wir zwangsläufig hinterlassen, sobald wir in die Natur gehen, so klein wie möglich halten, um den Lebensraum so vieler Pflanzen- und Tierarten zu erhalten. Plastiktüten sehen in der Natur nicht nur scheußlich aus, sondern stellen auch eine große Gefahr für wilde Tiere dar. Echten Bushcraftern ist die Natur sehr wichtig. Sie fühlen sich ihr verbunden und versuchen, möglichst im Einklang mit ihr zu koexistieren. Das Mitnehmen der eigenen Hinterlassenschaften ist also Ehrensache und für jeden Naturliebhaber selbstverständlich. Sollten Sie noch Platz im Rucksack finden, zögern Sie nicht und nehmen Sie Müll mit, der Ihnen nicht gehört. So leisten Sie einen wichtigen Beitrag zum Artenschutz. Hinterlassen Sie also jeden Halt auf Ihrer Reise so, als ob Sie nie da gewesen wären. Weiterhin sollten Sie sich in Wäldern und auf dem Feld möglichst ruhig verhalten. Wer gerne Musik hören möchte, sollte auf Kopfhörer zurückgreifen. Der Sound der Natur ist allerdings einzigartig und kein Musikstück der Welt kann dies in irgendeiner Art nachbilden. Hören Sie dem Klang der Natur zu und genießen Sie das Gehörte mit jedem Atemzug.

Wildcampen

Es hört sich sehr einfach an, das Zelt und den Schlafsack einzupacken und sich aufzumachen, um im nächstgelegenen Wald eine Nacht unter dem freien Himmel zu verbringen. Doch an dieser Stelle sei gesagt, dass das Wildcampen, also das Übernachten in Wald und Feld außerhalb von ausgewiesenen Campingplätzen, in Deutschland generell verboten ist und unter Strafe steht. Selbst wenn es sich bei dem gewählten Platz nicht um ein Naturschutzgebiet handelt, dürfen Sie dort nicht ohne Erlaubnis übernachten. Die Gesetze dafür unterscheiden sich von Bundesland zu Bundesland. Bei einem Verstoß drohen allerdings bis zu 25.000 Euro Strafe. Das ist ein sehr hoher Preis für eine Nacht unter dem freien

Himmel. Für Naturliebhaber gibt es jedoch noch andere Möglichkeiten. Zum einen können Sie sich ein Waldstück aussuchen, das einen privaten Besitzer hat. Diesen können Sie um eine Erlaubnis für Ihr Abenteuer bitten. Häufig werden Waldstücke zur Jagd verpachtet und befinden sich deshalb in privater Hand. Eine Nachfrage ist kaum der Rede wert und manchmal entsteht dadurch sogar eine neue Bekanntschaft. Eine andere Möglichkeit bieten sogenannte Trekkingplätze. In vielen Bundesländern finden sich mittlerweile mitten in der Natur einfache Holzplateaus, auf denen ein Zelt aufgestellt werden kann. Diese bieten keinerlei Komfort, sodass Ruhe und Abgeschiedenheit erhalten bleiben und Sie ruhigen Gewissens die Zeit im Wald verbringen können. Diese Trekkingplätze finden Sie zum Beispiel im Elbsandsteingebirge in Sachsen, im Schwarzwald und in der Eiffel.

Wildcampen ist zwar in Deutschland verboten, doch gibt es ein paar Länder in Europa, in denen die Gesetze es erlauben bzw. nicht verbieten, unter freiem Himmel zu schlafen. In Dänemark ist das Wildcampen zum Beispiel erlaubt. Hier allerdings nur auf ausgewiesenen Wildcampingplätzen. Anders sieht es in Schweden und Norwegen aus. Ein besonderes Recht erlaubt es Wanderern und Reisenden, an jedem beliebigen Ort eine Nacht in einem Zelt zu verbringen. Selbst auf privaten Grundstücken ist das Aufstellen des Zeltes erlaubt, solange es sich nicht in Sichtweite des Hauses befindet. In Schottland ist das Wildcampen ebenfalls erlaubt, allerdings gibt es dort einige Regionen, in denen es verboten ist. In Irland wird das Campen unter freiem Himmel zwar verboten, allerdings werden Camper bei Zuwiderhandlung nicht bestraft, sondern höchstens darum gebeten, den auserkorenen Platz zu verlassen. Der Bitte sollte dann sofort und ohne Gegenwehr nachgegangen werden. Ansonsten ist das Wildcampen in Frankreich, Österreich, Italien, Spanien und Portugal verboten.

Grundsätzlich sollten Sie sich im Vorfeld genaustens darüber informieren, wo das Campieren in der Natur erlaubt ist und welche Regeln es zu beachten gilt, um unliebsame Überraschungen, die nur Ihren Ausflug trüben würden, zu vermeiden.

Biwakieren

Es gibt viele Möglichkeiten, eine Nacht außerhalb des eigenen Heims zu verbringen. Das Übernachten im eigenen Auto, in einem Wohnwagen, in einem Zelt oder auch in einem sogenannten Biwak. Ein Biwak ist ein Schlaflager unter freiem Himmel, in der Regel ohne Zelt. Vor allem in den Bergen werden Biwaks meist aus der Not heraus errichtet, um eine Rast bei unerwarteten Wetterumschwüngen einzulegen. Diese Biwaks sind selten bequem, weil es an Ausrüstung fehlt. Daher gehen wir nun auf ein paar wesentliche Dinge ein, um das Biwakieren bequem zu gestalten. Zunächst braucht es eine Isomatte. Der technische Fortschritt hat das leichte Mitführen einer selbstaufblasbaren Isomatte möglich gemacht. Im eingerollten Zustand nimmt sie nicht viel Platz in Anspruch, bietet dagegen aber einen angenehmeren Komfort als klassische Isomatten. Ein warmer und gefütterter Schlafsack gehört ebenfalls zu einem guten Biwak. Er sollte dazu geeignet sein, den Körper selbst bei Temperaturen unter dem Gefrierpunkt warmzuhalten. Als Letztes wird ein Biwaksack benötigt. Er ersetzt in keinem Fall einen warmen Schlafsack, denn er ist relativ dünn und dient allein dem Zweck, den Biwak vor Wettereinflüssen wie etwa Regen zu schützen. Wer möchte, kann sich ein Biwakzelt zulegen. Dies ist allerdings kein Muss.

Wenn Sie ein Biwak planen, sollten Sie sich zunächst überlegen, ob das Wetter eine Übernachtung unter dem Sternenhimmel zulässt. Da in Deutschland das Übernachten im Wald außerhalb der Trekkingplätze nicht gestattet ist, ist die Wahl des Platzes für den Biwak bereits festgelegt. So laufen Sie nicht Gefahr, in einem Bachlauf oder einer anderweitig gefährlichen Stelle zu übernachten. Im Sommer können Sie darüber nachdenken, Ihren Schlafplatz mit einem Moskitonetz zu schützen. Denn wer schon einmal eine Mücke in seinem Schlafzimmer hatte, der weiß, wie schwierig es ist, ausreichend Ruhe und Schlaf bei dem feinen Summen zu finden.

Ausrüstung

Die Wahl der richtigen Ausrüstung ist entscheidend für den Erfolg Ihrer Bush Crafting Tour. Über einige Dinge haben wir schon im Laufe dieses Buches gesprochen. Dazu gehören geeignetes Schuhwerk, wetterfeste Kleidung und ein ausreichend großer Rucksack, in dem alle Ihre Ausrüstungsgegenstände Platz finden. Welche Dinge Sie noch unterwegs benötigen, hängt ganz davon ab, was Sie nach Ihrem persönlichen Empfinden brauchen. Im Folgenden werden wir auf ein paar Ausrüstungsgegenstände eingehen. Am Ende können Sie entscheiden, was Sie alles mitnehmen wollen und was nicht.

Die Kleidung ist ein wichtiger Teil Ihrer Ausrüstung. Das meiste wissen Sie bereits. Doch wenn Sie sich auf den Weg machen und in einem Wald unterwegs sind, könnten Sie auf eine stattfindende Jagd stoßen. In diesem Fall empfiehlt sich das Anlegen einer Warnweste und das sofortige Verlassen des Waldes. Die Warnweste wird von Jagdhelfern ebenfalls getragen, sodass niemand versehentlich angeschossen wird. Kopfbedeckung und Regenschutz sind selbstverständlich, weshalb hier nicht näher darauf eingegangen wird. Probieren Sie aus, was unterwegs für Sie funktioniert, was bequem ist und welche Kleidungsstücke den Funktionstest überstehen.

Ein sehr nützliches Utensil ist der Hobo Kocher oder Holzvergaser. Sie wissen bereits, wie man sich einen solchen Kocher aus Konservendosen selbst bauen kann. Unterwegs ein Lagerfeuer zu machen klingt zwar sehr romantisch, ist aber in Deutschland absolut verboten und sollte nur als ein Mittel zum Überleben genutzt werden und nicht zum Vergnügen entzündet werden. Es besteht große Brandgefahr und stört dazu noch die Bewohner der Natur. Einen Hobo Kocher können Sie leicht im Internet bestellen. Sie sind relativ leistungsstark und dazu noch gewichtsarm, ideal also für das Mitnehmen auf eine mehrtägige Reise. Außerdem können Sie Äste und Zweige aus der Natur zum Anfeuern benutzen und müssen keinen Müll durch leere Gaskartuschen produzieren. Mit dem Hobo Kocher können Sie Wärme produzieren und Mahlzeiten zubereiten. Nicht zu vergessen sind hier Essbesteck und -geschirr aus Edelstahl, um die zubereitete Mahlzeit verzehren zu können. Ein kleines Handbuch zur Pflanzenbestimmung kann Ihnen dabei helfen, ausreichend Nahrung unterwegs zu finden.

Als Nächstes geht es um die Entkeimung von Wasser. Auf einer mehrtägigen Tour kann sich die Beschaffung von Trinkwasser als besonders schwierig erweisen. Vor allem dann, wenn Sie mehrere Tage außerhalb der Zivilisation verbringen. Ein Mensch, der den ganzen Tag wandert, braucht mehr als 2 Liter Wasser am Tag. Eine Faustformel besagt, dass pro halber Stunde intensiver körperlicher Aktivität ein halber Liter Wasser benötigt wird, um den Flüssigkeitsverlust durch Schwitzen wieder auszugleichen. Pro Liter Wasser schleppen Sie allerdings ein Kilo mehr Gewicht mit, was mit der Zeit sehr anstrengend werden könnte. Das Trinken von Quellwasser und schnell fließendem klaren Wasser ist meistens ohne Nebenwirkungen möglich. Schwierig wird es in Bächen oder in der Nähe von landwirtschaftlich genutzten Flächen. Denn nicht nur Schmutz verunreinigt das Wasser, sondern auch Bakterien, Einzeller, Viren und Schwermetalle bzw. giftige chemische Verbindungen. Gerade in stehenden Gewässern ist die Belastung sehr hoch, weswegen auf keinen Fall solches Wasser getrunken werden sollte. Die Gefahr einer Infektion mit Krankheiten oder gar Würmern ist sehr hoch. Eine sogenannte Giardiasis ist sehr unangenehm und hochgradig ansteckend. Giardien sind Darmparasiten, die schlimmen Durchfall verursachen können. Nun schauen wir einmal, wie wir eine solche Ansteckung vermeiden. Zunächst sollte das geschöpfte Wasser sprudelnd abgekocht werden. Dazu können Sie den Hobo Kocher verwenden. Achten Sie darauf, dass das Wasser mindestens 10 Minuten lang kocht. Nutzen Sie dafür ruhig ordentlich Hitze. Da der Druck mit jedem Höhenmeter ein wenig sinkt, sinkt dadurch ebenfalls die Temperatur, bei dem das Wasser zu kochen beginnt. Verschmutztes Wasser sollte nach dem Abkochen noch einmal gefiltert werden. Eine weitere Möglichkeit sind Filtersysteme. Damit sparen Sie sich das Abkochen, denn diese Systeme sind darauf ausgelegt, Krankheitserreger und Einzeller aus dem Wasser mit Hilfe eines Keramikfilter herauszuziehen. Ein zusätzlicher Aktivkohlefilter sorgt dann für Reinigen von Schwermetallbelastungen und unerwünschten Geschmacksveränderungen. Dadurch erhalten Sie sauberes Wasser, welches Sie bedenkenlos trinken können.

Eine kleine Sammlung an Werkzeug gehört in jedem Fall in einen gut gepackten Bush Craft Rucksack. Neben einem kleinen Beil sollte ein Taschenmesser oder ein Messer mit einer feststehenden Klinge mit einer maximalen Klingenlänge von 12 cm mitgenommen werden. Hier gilt es, das geltende Waffengesetz zu überprüfen, da ein Verstoß gegen dieses keine Lappalie darstellt. Eine kleine Säge, ein Klappspaten und eine Taschenlampe dürfen ebenfalls nicht fehlen. Wenn Sie über Nacht ein Lager aufschlagen, empfiehlt sich eine gute Stirnlampe, sodass Sie die Hände frei haben. Ersatzbatterien sollten nicht vergessen werden. Weitere Ausrüstungsgegenstände sind ein kleines Fernglas, ein Kompass, eine analoge Uhr, mehrere Seile in unterschiedlichen Längen und eine Landkarte. Auf dem Weg durch die Natur werden Ihnen sicher einige Ideen in den Sinn kommen, weshalb es sich lohnen könnte, etwas zu schreiben mitzunehmen. Eventuell möchten Sie sich bestimmte Orte oder Gegebenheiten zur Orientierung notieren. Als Letztes darf das Erste Hilfe Set nicht vergessen werden. Vor allem eine Zeckenzange werden Sie auf dem Weg durch die Natur brauchen.

Wir haben nun über die richtige Ausrüstung für Ihr Abenteuer in der Natur gesprochen. Das Lesen dieses Ratgebers war der erste Schritt. Nun ist es an Ihnen, rauszugehen und die unendlichen und spannenden Weiten der Natur zu entdecken und wieder zu lernen, im Einklang mit den

Lebewesen dieser Erde zu leben. Diese Erfahrungen, die Sie auf dem Weg durch die Wildnis sammeln, werden Ihre Sicht auf viele Dinge verändern. Irgendwann lehrt uns das Treiben außerhalb des menschlichen Einflusses, wie klein und unbedeutend die alltäglichen Sorgen über Geld oder die Arbeit sind und dass uns die Stille der Natur so viel mehr beibringen kann, als wir je aus Büchern lernen werden. Wir müssen nur anfangen zuzuhören.

Noch einmal im Überblick/ Der perfekte Fluchtrucksack - Was muss rein?

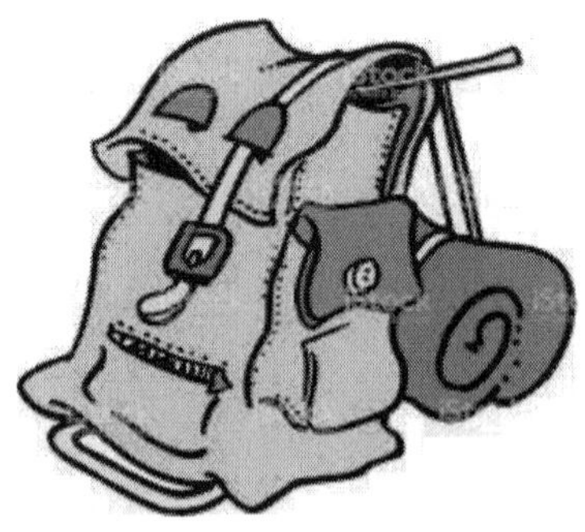

Ob Unfälle, Brände, Versorgungseinbrüche, risikoreiche Vorhaben oder Katastrophen wie Unwetter, Schneekatastrophen, Überschwemmungen oder die Freisetzung biologischer, chemischer, radiologischer oder sogar nuklearer Waffen - es ist immer das Allerwichtigste, dass man sich zuerst einmal sich selbst helfen kann, bis eine mögliche Rettung eintrifft.

Um auf solche Situationen möglichst gut vorbereitet zu sein, ist es sinnvoll, einen Fluchtrucksack für den Fall der Fälle parat zu haben. Natürlich hat jeder so seine eigenen Vorstellungen, wie dieser aussehen soll. Daher bietet die folgende Zusammenstellung eine Auflistung vieler möglichen Bestandteile, aus denen Sie sich das für sich passende Equipment heraussuchen können.

DER RUCKSACK

Wasser

Das wichtigste Überlebensgut in Notfallsituationen ist wohl die Versorgung mit Trinkwasser. Daher sollte der Fluchtrucksack mit einem Bestand von drei Litern Wasser in leicht mitführbaren Flaschen oder Trinkblasen bestückt sein. Um das Wasser sauber zu halten, benötigen Sie Wasserfilter und Wasserdesinfektionstabletten. Packen Sie auch ein Kondom mit ein, dieses können Sie notfalls auch als Wasserblase verwenden. Weitere Inhalte können sein:

-eine Alu-Trinkflasche
-faltbare Plastik-Wasserflaschen
-Feldflasche
-Kaffeefilter
-Metallbecher
-Elektrolytpulver

Nahrung und Essen

Allgemein ist es sinnvoll im Fluchtrucksack Nahrung für mindestens drei Tage mitzuführen. Sämtliches Equipment wie Schüsseln, Töpfe oder andere Behältnisse sollten aus Metall sein. Ein wichtiges Nahrungsmittel sind Energie- oder Eiweißriegel. Je muskulöser Sie gebaut sind, desto mehr sollten Sie davon dabeihaben, ansonsten werden Sie sich sehr schnell schlapp und ausgelaugt fühlen. Auch das Mitführen von einigen MREs, sogenannte Meal Ready to Eat ist sinnvoll. Hier hat man immer mehrere Speisen in einer Packung und man benötigt kein Erhitzen, da die Gerichte mit einem chemischen Erhitzer ausgestattet sind. Besteck empfiehlt sich jenes von der Bundeswehr, denn dieses ist nicht nur zweckmäßig, sondern auch platzsparend und günstig. Gleiches gilt für Kochgeschirr, auch hier eignet sich aus den gleichen Gründen das Geschirr der Bundeswehr. Weitere Packgegenstände können sein:

-ein Miniholzofen
-Proteinpulver
-Nüsse
-Bitterschokolade
-Kaffeepulver
-Trockenfleisch
-Dosen, wie zum Beispiel Thunfisch, Ravioli und ähnliches
-Aluminium-Folie
-Campingkocher
-Brennpaste

Bekleidung

Die Kleidung sollte sowohl praktisch als auch schützend gewählt werden. Auch die persönlichen Vorlieben, was die Bequemlichkeit betrifft, sollten berücksichtig werden. Ein wichtiges Packstück ist allerdings ein Regenponcho oder ähnliches. Dieser schützt nicht nur vor Regen, sondern kann auch anderweitig eingesetzt werden, wie zum Beispiel durch Aufspannen als Unterschlupf oder als Windschutz beim Feuer entzünden. Weitere nützliche Bestandteile für den Rucksack sind:

-T-Shirts
-Socken
-Unterhemd
-Stiefel
-Wanderschuhe
-beheizbare Socken
-wasserdichte Socken
-Schneewanderschuhe
-Mütze
-Sturmhaube
-Sonnenschutz für den Kopf
-Bandana

-Kopftuch
-Helm

Hygiene und Medikamente

Materialien, um Erste Hilfe zu leisten sowie wichtige Medikamente sind als Bestandteil des Fluchtrucksachs absolut unerlässlich. Bereits eine kleine Schürfwunde kann ohne entsprechende Behandlung zum Tode führen. Daher sollte ein Erste-Hilfe-Set sowie Wundantiseptikum unbedingt mitgeführt werden. Auch Schmerzmittel und Handdesinfektionsmittel sollten Teil des Inventars sein. Weitere Bestandteile sind:

-Kernseife
-Zahnbürste
-Klopapier
-Tampons oder Binden
-möglicherweise Windeln
-ein kleines Handtuch
-Toilettenpapier
-Bandagen
-Pflasterstreifen
-Kompressen
-Blasenpflaster
-eventuell Sonnencreme
-ein Hautantibiotikum
-Antibiotikum im Allgemeinen
-Heilsalbe
-Babypuder
-Antiallergiemittel.

Unterschlupf – Schlafen und Obdach

Es gibt verschiedene Möglichkeiten, um sich einen Unterschlupf herzustellen, der wärmer oder kälter ist. Je nach individueller Vorliebe sollte folgendes Material mitgeführt werden: Ein Zelt, welches gerade so groß ist, dass man darin Platz findet. So geht möglichst wenig Wärme bei kalten Temperaturen verloren. Ein Biwaksack kann als Alternative zum Zelt verwendet werden. Geeignet sind hier absolut wasserdichte und sehr leichte Biwaksäcke. Ein Schlafsack mit gutem Komfort, der auch bei extremen Kältetemperaturen guten Wärmeschutz bietet und gleichzeitig wenig ins Gewicht fällt. Eine Isomatte, die gegen Bodenkälte schützt. Weitere brauchbare Gegenstände können sein:

-eine Zeltplane
-eine Notdecke
-ein Notschlafsack

Je nachdem, um welche Art Flucht es sich handelt oder ob es sich um eine geplante risikoreiche Reise handelt, kommen weitere folgende Utensilien hinzu:

Licht in Form einer LED-Taschenlampe oder Kopflampe, Kerzen und Knicklichter.

Kommunikation, Orientierung, Technik

-Trillerpfeife
-Smartphone
-Radio oder Funkgerät
-Karte, Kompass oder GPS-Gerät
-Nachtsichtgerät
-Fernglas
-Uhr
-Satellitentelefon

Wichtige Dokumente

Auch wichtige Dokumente können in bestimmten Fällen wichtig sein. Dazu zählen:

-Geburtsurkunde
-Heiratsurkunde
-Reisepass oder Personalausweis
-Sparbücher, Wertpapiere und Versicherungspolicen
-Einkommensbescheinigungen

Tausch- und Zahlungsmittel

-Bargeld eventuell in verschiedenen Währungen
-Bankkarte
-Kreditkarte
-Gold, Silber oder Diamanten
-Zigaretten

Werkzeuge

-Bolzenschneider
-Multi-Tool
-Handsäge
-Campingaxt
-Klappspaten
-Feuer
-Feuerzeuge, Streichhölzer, Feuerstein

Waffen

-Handfeuerwaffe und Munition
-Messer
-Gewehr
-Machete
-Armbrust
-Steinschleuder
-Pfefferspray
-Stichschutzweste

-kugelsichere Weste
-Kabelbinder

Flucht mit Tieren

Haben Sie vor, ein Tier mit auf die Flucht zu nehmen, sollten Sie auch an Tierfutter, einen Hunderucksack sowie an eine Trinkschale denken.

Sonstiges

-Panzertape
-Gehstock
-Mundschutz
-Gasmaske
-Fallschirm
-Kletterseil und Karabinerhaken
-Glashammer
-Dietrich
-Ohrstöpsel
-Moleskinbuch und Kugelschreiber

Wie der perfekt gepackte Fluchtrucksack letztendlich aussieht, hängt von der individuellen Art der Flucht und den Vorlieben ab. Die Liste bietet Ideen und Vorschläge, die hilfreich sind und jeder kann sich individuell damit seinen Rucksack bestücken. Natürlich ist ein Survival-Rucksack nicht dafür gedacht, um für mehrere Wochen frische Unterwäsche, eine Mikrowelle oder einen eBook-Reader mitzuführen. Er soll dazu dienen, einige Tage gut verpflegt zu sein und in der Wildnis überleben zu können.

Quellen

- https://www.spiegel.de/panorama/hurrikan-folgen-katrina-fordert-zahlreiche-todesopfer-a-372273.html
- https://www.geo.de/natur/9514-rtkl-new-orleans-wird-geraeumt
- https://www.lpb-bw.de/fileadmin/Abteilung_III/jugend/pdf/ws_beteiligung_dings/2017/ws6_17/maslowsche_beduerfnispyramide.pdf
- https://www.ernaehrungsvorsorge.de/private-vorsorge/notvorrat/vorratstabelle/
- https://www.bbk.bund.de/DE/Ratgeber/VorsorgefuerdenKat-fall/Pers-Notfallvorsorge/Notgepaeck/notgepaeck.html
- https://www.bergzeit.de/magazin/survival-zehn-tipps-zum-ueberleben-in-der-wildnis/
- https://www.heizsparer.de/heizung/kamin-und-ofen/kaminofen/kaminofen-vorteile-nachteile
- https://praxistipps.focus.de/heizen-ohne-heizung-die-5-besten-ideen_103473
- https://www.talu.de/teelichtofen-selber-bauen/
- Fokus 15/20 vom 4.April 2020
- https://www.verbraucherschutz.com/ratgeber/lebensmittelvorrat-welche-esswaren-benoetige-ich/
- https://notration-anlegen.de/vorratsrechner/
- https://www.myhomebook.de/basics/notfall-vorraete-lagern
- https://trekkingtrails.de/holzvergaser-kocher/
- https://www.artimondo.de/magazine/halten-sich-lebensmittel-auch-ohne-kuehlschrank-frisch/
- https://www.netdoktor.de/reisemedizin/reiseapotheke-das-sollte-drin-s-349.html
- http://www.feuerfakten.de/feuer-loeschen.htm
- https://rauchmelder-info.de/rauchmelder-pflicht-niedersachsen/
- https://www.business-wissen.de/artikel/resilienz-mit-uebungen-die-resilienz-foerdern/

- https://utopia.de/ratgeber/resilienz-so-trainierst-du-deine-seelische-widerstandsfaehigkeit/
- https://www.waschtrockner-test.org/alternative-waschmittel-praktisch-umweltschonend-und-guenstig
- https://www.wundermittel-natron.info/
- https://www.bergzeit.de/magazin/feuer-machen-anleitung-sieben-schritte/
- https://www.bergzeit.de/magazin/wildcampen-europa-deutschland-frankreich-spanien-schweden-daenemark-polen-schweiz/
- https://kleinefluchtenoutdoor.de/wasserentkeimung/
- https://www.bushcraft-north.de/ratgeber/bushcraft-grundausstattung
- https://www.bergzeit.de/magazin/biwak-ausruestung-verhalten-tipps/
- https://www.bushcraftartikel.de/was-ist-bushcraft/
- https://de.wikipedia.org/wiki/Bushcrafting
- https://utopia.de/ratgeber/wildcampen-in-deutschland-das-solltest-du-wissen/
- https://www.off-the-path.com/wildcampen/
- https://www.bergzeit.de/magazin/biwakieren-tipps-infos/
- https://www.geo.de/natur/18664-rtkl-zelten-wild-campen-hier-ist-es-auch-deutschland-erlaubt
- https://www.bento.de/trip/wildcampen-in-deutschland-was-ihr-dabei-beachten-muesst-a-00000000-0003-0001-0000-000000732327

Wir danken Ihnen für Ihr Interesse und Ihr Vertrauen. Als Dankeschön dafür, haben wir eine besondere Überraschung. Wir haben exklusiv für Sie **10 Tipps, die für beste Campingerlebnisse ohne Ungeziefer sorgen und die besten Erste Hilfe Tipps.** Und diese erhalten Sie vollkommen kostenlos. Das klingt wunderbar? Dann warten Sie nicht lange und holen Sie sich Ihr Gratis-Geschenk.

Hier geht es zu Ihrem Gratis-Geschenk:

https://forms.gle/HD7hiJYwZYdsrgrPA

1. **Öffnen Sie die Kamera-App auf Ihrem Smartphone und richten Sie die Kamera auf den QR-Code.**
2. **Klicken Sie auf den Link, der Ihnen angezeigt wird und schon werden Sie zur Website weitergeleitet.**

Impressum

Herausgeber: Malik & Mähleke GmbH / Ericusspitze 4 / 20457 Hamburg
Kontakt: kontakt@empireofbooks.de
Website: https://empireofbooks.de
Coverbild: Shutterstock

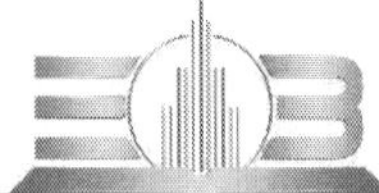